中草药识别与应用丛书

皮肤病中草药识别与应用

黄燮才　主编

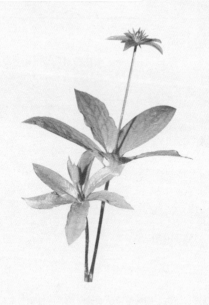

广西科学技术出版社

图书在版编目（CIP）数据

皮肤病中草药识别与应用 / 黄燮才主编. —南宁：广西科学
技术出版社，2017.12（2024.4重印）
（中草药识别与应用丛书）
ISBN 978-7-5551-0730-9

Ⅰ.①皮… Ⅱ.①黄… Ⅲ.①皮肤病—中药疗法②中草药—
基本知识 Ⅳ.①R275②R282

中国版本图书馆CIP数据核字（2016）第314991号

皮肤病中草药识别与应用

PIFUBING ZHONGCAOYAO SHIBIE YU YINGYONG

黄燮才　主编

策　　划：罗煜涛　陈勇辉
责任编辑：李　媛　　　　　　　　责任校对：袁　虹
封面设计：苏　畅　　　　　　　　责任印制：韦文印

出 版 人：卢培钊　　　　　　　　出版发行：广西科学技术出版社
社　　址：广西南宁市东葛路66号　邮政编码：530023
网　　址：http://www.gxkjs.com

印　　刷：北京兰星球彩色印刷有限公司
开　　本：890 mm × 1240 mm　1/32
字　　数：160千字　　　　　　　　印　　张：5.625
版　　次：2017年12月第1版　　　　印　　次：2024年4月第2次印刷
书　　号：ISBN 978-7-5551-0730-9
定　　价：78.00 元

《皮肤病中草药识别与应用》

编委会

主　　编：黄燮才

编 著 者：黄燮才　黄贤忠　黄镇才　林云仙　黄　榆　陆　晖
　　　　　黄　霞　杨松年　陈龙小　刘雪琼　黄桄林　韦家福
　　　　　黄钰淇　刘红武　李宁汉　刘启文　严仲铠　张效杰
　　　　　李延辉　邬家林　吴光弟　郑汉臣　刘玉琇　高士贤
　　　　　彭治章　仇良栋　周小鸣　罗世经　江宏达　孙玉正
　　　　　何光明

◆前　言◆

皮肤病是常见病和多发病。在我国，两千多年前的中医经典著作《黄帝内经》中已有关于皮肤病发生原因的记载。东汉张仲景所著的《金匮要略》一书中已有用黄连粉治疗浸淫疮的记述，在临床上很有实用价值。隋朝巢元方所著的《诸病源候论》对皮肤病的论述相当详尽，记述了因漆刺激所引起的漆疮与人的个体差异有关，谓"漆有毒，人有禀性畏漆，但见漆便中其毒……亦有性自耐者，终日烧煮，竟不为害也"。此后的许多中医药著作对皮肤病的症状及治疗均有阐述。用于治疗皮肤病的许多药物始创于我国，如硫黄、雄黄等治疗疥癣，汞剂治疗梅毒，大枫子油治疗麻风等。

中国人民数千年来使用中草药治疗皮肤病（包括性病）积累了丰富的经验。实践证明，中草药治疗皮肤病有较好疗效，历来深受群众喜爱。同时，由于中草药具有药物易找、使用简便和花钱少等优点，仍然有许多人应用中草药治疗皮肤病。为了继承和发掘祖国医药学遗产，使中草药在防治皮肤病中更好地为人类健康服务，我们本着安全、有效、简便、经济和药物易找的原则，选择了民间常用而且疗效好的中草药，结合临床经验，并参考有关文献资料，编著成这本《皮肤病中草药识别与应用》。

本书适合基层医生和中草药爱好者参考使用，也可供从事皮肤病（包括性病）研究和中草药资源开发者参考。希望本书的出版能在普及中草药科学知识、搞好城乡医疗保健、保障人民健康、开发利用中草药防治皮肤病等方面提供可靠依据。

当前，"保护自然资源，保持生态平衡，就是保护人类自己"的观点已成为越来越多的国家和人民的共识。因此，希望在开发利用中草药时要注意生态平衡，保护野生资源和物种。对疗效佳、用量大的野生中草药，应逐步引种栽培，建立生产基地，建立资源保护区，有计划地轮采，使我国有限的中草药资源能不断延续，为人类造福。

由于编者的水平有限和客观条件的限制，书中难免存在不足之处，欢迎读者提出宝贵意见。

黄燮才

2016年10月

◆编写说明◆

1. 品种：本书收载治疗皮肤病临床常用中草药100种。每种按名称（别名）、来源、形态、生境分布、采收加工、性味功效、用量、禁忌、验方等项编写。目录的编排按中草药名称的第一个字的笔画多少为顺序。

2. 图片：每种中草药均有形态逼真的彩色图片。除小型草本拍摄全株外，木本、藤本和大型草本只拍摄有代表性的局部，用局部的枝叶、花或果来表现全体，因此在看图时，应对照形态项的描述，通过图文对照，提高识别能力。少数中草药还配有药材彩色图片。

3. 名称：中药原则上采用《中华人民共和国药典》、部颁标准或省（自治区）地方标准所用的名称，草药一般采用多数地区常用名称，以求药名逐步统一。

4. 学名：每种中草药在来源项中只选择1个符合国际命名法规的学名（拉丁学名）。

5. 验方：中西医病名均予采用，所列使用分量可供参考，使用时可根据药物性能和患者体质强弱、病情轻重、年龄大小、发病季节、所处地域等具体情况进行加减，做到辨证论治。凡不明症状或病情严重的，应及时请医生诊治，以免贻误病情。对有毒药物，用量尤须慎重，以免发生不良作用。

水煎服：指用清水浸过药面约2 cm煎药，煎好后滤出药液再加清水过药面复煎，2次药液混合作为1日量，分2～3次服用；病情紧急的，则1次顿服。煎药容器以砂锅为好，忌用铁器。

先煎：矿物类、介壳类（如龟板等）应打碎先煎，煮沸约10分钟后，再下其他药同煎。

后下：气味芳香的药物（如薄荷、砂仁等）宜在一般药即将煎好时下，再煎4～5分钟即可。

布包煎：为了防止煎药后药液浑浊及减少对消化道及咽喉的不良刺激，有些药物（如灶心土、旋覆花等）要用纱布包好再放入锅内煎煮；或先煎去渣，然后再放入其他药同煎。

另炖或另煎：某些贵重药物（如人参、鹿茸等），为了尽量保存有效成分，以免同煎时被其他药物吸收，可另炖或另煎，即将药物切成小片，放在加盖盅内，隔水炖1～2小时。

另焗：含有挥发油，容易出味，用量又少的药物（如肉桂等），可用沸开水半杯或用煎好的药液趁热浸泡并加盖。

冲服：散（粉）剂、小丸、自然汁及某些药物（如三七末、麝香、竹沥、姜汁、蜜糖、白糖或红糖）等，需要冲服。

烊化（溶化）：胶质、黏性大且易溶的药物（如阿胶、鹿胶、龟胶、饴糖等）与其他药物同煎，则易粘锅煮焦，或黏附于其他药物，影响药物有效成分溶解。用时应在其他药物煎好后，放入去渣的药液中微煮或趁热搅拌，使之溶解。

烧存性（煅存性）：将药物加热至焦化呈黑褐色，中心部分尚存留一点深黄色叫做"存性"，千万不能将药物烧成白灰，以致失去药效。

6. 计量：形态项的长度按公制用m（米）、cm（厘米）和mm（毫米）。验方中的重量换算如下：1斤（16两）=500克，1两=30克，1钱=3克。液体按1斤=500毫升。验方的用量，除儿科疾病外，均按成人量，儿童用时应酌减，一般用量如下：1～2岁用成人量的1/5，2～3岁用成人量的1/4，4～7岁用成人量的1/3，8～12岁用成人量的1/2。凡药名前冠有"鲜"字的，是指新鲜的药物，其他均为干燥药，如改为鲜药，一般用量可加倍。外用量可根据药物性能和病情等的不同情况灵活决定。

◆皮肤病简介◆

疱疹、带状疱疹（缠腰火丹、缠腰蛇、锁颈蛇）：均由病毒感染所引起。疱疹：像小水珠生于皮肤或黏膜各部位，患部潮红微肿，小水珠明显呈现，又痒又痛，抓破即流水溃烂，蔓延扩大。带状疱疹多生在两胁腰部、颈项，初起皮肤发红，继则出现密集成簇的、绿豆或黄豆大小的丘疱疹，迅即变成小水疱，水疱三五成群，聚集一处或数处，排列成带状，以似火烧样灼热痛为主，痒为辅，疱群之间间隔正常皮肤，严重时可出现出血点、血疱甚或坏死，并有阵寒阵热，全身不适。

湿疹、婴儿湿疹（奶癣）、阴囊湿疹（绣球风）：发病原因不大清楚。中医认为是湿毒。湿疹是一种常见的过敏性皮肤病，主要特征是瘙痒，常见对称分布，一般分为急性湿疹和慢性湿疹两种。急性湿疹开始时皮肤发痒，潮红，随即出现小丘疹和水疱，极痒，抓破后流黄水，以后结成黄色痂皮。迁延日久，反复发作，经久不愈，就变成慢性湿疹，此时皮肤变厚，出现沟纹，粗糙不平，有的轻度糜烂，流黄水，很痒，多发于面部和四肢。阴囊上生湿疹叫做阴囊湿疹，症状大体和皮肤湿疹一样，时间长了，阴囊表皮增厚，痒得厉害，抓后又出现疼痛，往往影响睡眠。婴儿在哺乳期生湿疹叫做婴儿湿疹，主要症状是面颊部、额部、头部或至颈背部出现对称红斑、丘疹，因痒而抓破，糜烂，流脓水，颈部的淋巴结可以肿大。

漆疮：属于接触性皮炎，由接触或闻到漆的气味而引起，在接触的皮肤上发生潮红肿胀，发痒，或有烧灼的感觉，或发丘疹，抓破后可引起溃烂，严重的常面目浮肿。

神经性皮炎（牛皮癣）：是一种慢性瘙痒性的皮肤神经官能症。开始时皮肤极痒，潮红，抓后局部出现类似多角形的扁平小丘疹，褐色或淡红色。日久患处皮肤增厚变硬，出现沟纹，极痒，抓破后，留血痂不糜烂，无黄水。多发于颈项部和四肢，常对称分布。

荨麻疹（风疹块）：是一种皮肤过敏性疾病。吃了某些食物或药品产生过敏，或由于肠道寄生虫病等原因都可引起荨麻疹。主要症状：皮肤突然发痒，手抓之后即出现高出皮肤的粉红肿块，大小不一，边界清楚，灼热，剧痒，此起彼伏，越抓越多，奇痒难忍。全身任何部位都可发生，以头面和四肢多见。如果有眼皮浮肿，咽部发痒，则要注意观察是否发生呼吸困难，如肠胃道受累，有腹痛、腹泻等症状。慢性者，应与患者共同探求诱因，发现规律，积极防治。

稻田性皮炎（水田皮炎）：是下田劳动时，由于理化（如农药、肥料等刺激）或生物（如寄生在禽类体内血吸虫的尾蚴钻入人的皮肤）因素引起的一种过敏症，多发生于春夏农忙季节，先是手和脚等接触田泥、田水部位的皮肤开始发痒，感到灼热，接着出现疏密、大小不一的紫红色斑点或丘疹。较重者可起水疱、红肿、糜烂、流黄水、结痂等现象，容易引起化脓感染。尾蚴引起的，发病多在夏季。下水后5～30分钟即可出现浸水部位发痒，随即出现芝麻大小的红斑，数小时或一天后发展成绿豆或黄豆大小的丘疹、丘疱疹，顶上常有虫咬疱，带水肿性散在或密集成片。

脓疱疮（天疱疮、黄水疮、脓窝疮）：是由病原菌感染引起的传染性疾病（通过接触传染）。本病的病原菌绝大多数为金黄色葡萄球菌，极少数由链球菌引起，或由此两种细菌混合感染发病。常发生在夏秋季，多见于儿童的颜面、头、耳、四肢等暴露部位。由于皮肤不清洁或因痱子瘙痒，用手抓破引起感染所致。初起像绿豆大小的红色小疖子，很快在尖顶处变成白色脓疱，四周皮肤潮红发痒，抓破即渗出黄色黏稠脓汁，扩大传染邻近皮肤，脓汁流到哪里，哪里就受感染，产生新的脓疱。这样起起伏伏，脓汁结成厚痂或松皮状，又痒又痛。脓痂重叠松皮状时像燕巢。

丹毒：是溶血性链球菌（丹毒链球菌）侵入皮肤或黏膜内的网状淋巴管所引起的急性感染皮肤病。初起即觉全身不适，发热恶寒，继则皮肤出现红斑，灼热肿胀，色如涂丹，压之褪色，放手后即恢复原状，常迅速向周围蔓延，有时出现水疱，局部灼热疼痛，红斑与正常皮肤有明显分界，在红斑向四周扩散的同时，中央部分可逐渐痊愈而褪为暗红色或棕黄色，发生脱屑，周围部分也随之逐渐复原。严重时可出现毒邪内攻而见高热烦躁、神昏谵语、恶心呕吐等。

癣：是浅部真菌（霉菌）感染引起的传染性皮肤病。常见的有头癣、体癣（钱癣）、花斑癣（汗斑）和手癣、足癣、甲癣等。

（1）**头癣**：又分黄头癣和白头癣两种。黄头癣（癫痢头），头皮上出现一簇簇黄痂，中央凹陷，像碟子，有老鼠粪样的特殊臭味。黄痂脱落后有疤痕，不再长头发。白头癣（发癣），头发发生圆形或不定形的鳞屑斑，鳞屑灰白色，很像糠皮，患处头发干燥，没有光泽，易折断，有轻微的瘙痒，治愈后仍可继续长头发。

（2）**体癣**：是指生于手、足、头皮以外部位的癣。形状像铜钱，周围起红色小丘疹或水疱，有很多像鳞样的小片，慢慢向外扩展，中央部分的损害就逐渐消退。患处很痒。夏季发作，冬季减轻。

（3）**花斑癣**：为大小不一、境界清楚的圆形或不规则的无炎症性的斑，呈淡褐色、灰褐色或深褐色，有轻度色素减退，并有少许糠状细鳞屑，常融合成片状，但边缘清楚，有轻微痒感或无自觉症状。多发于颈、躯干，尤其是多汗部、四肢近心端。

（4）**手癣、足癣、甲癣**：手癣和足癣又称鹅掌风。常发生在手指间、脚趾间、手掌及脚底等处，有的起水疱，或发生糜烂，天热时很痒，有的经常脱皮。甲癣：又称灰指甲，可使指（趾）甲增厚或变脆，灰黄色无光泽，有的呈蛀洞状。

性病或性传播病：因性交而传染的疾病称为性病（传统性性病）。性病又叫花柳病，表示系寻花问柳、男女性关系混乱而传染的疾病。性传播病：因性爱行为引起性器官间的直接接触传染的疾病和性器官外接触传染的疾病统称为性传播病。所谓性器官外接触包括皮肤对皮肤、皮肤对黏膜、黏膜对黏膜的直接接触。

性病或性传播病是危害人类最严重、发病最广泛的一种传染病，它不仅危害患者本人，也遗害家庭和社会。目前，性病或性传播病已增至30多种，但最常见的有下列几种。

梅毒：是由苍白梅毒螺旋体通过性接触而引起的一种全身性慢性传染病。梅毒症状一般分为3期。当苍白梅毒螺旋体进入人体后，经过2～4周潜伏期，在侵入部位首发红色斑丘疹，逐渐扩大，隆起呈圆形硬结，中心很快糜烂或浅溃疡，称为1期梅毒（即硬下疳）。不经治疗可自行消退，再经过3～4周，苍白梅毒螺旋体由淋巴系统侵入血液循环，在皮肤、黏膜又发生皮疹，淋巴结肿大，在各内脏器官如肝、脾、骨骼与神经系统内形成梅毒性病灶而发生各种症状，称为2期梅毒。1期及2期梅毒皮肤黏膜表面有梅毒螺旋体，传染性大，又称为早期梅毒。早期梅毒未经治疗或治疗不彻底，经2～4年的长期潜伏期后，在皮肤、黏膜再次出现梅毒损害，同时，心血管、神经系统、眼、听觉等重要器官也引起梅毒性损害或下肢出现树胶肿损害，严重时危及生命，预后不良，称为3期梅毒，又叫恶性晚期梅毒。

尖锐湿疣：是由人类乳头瘤病毒引起的增生性传染病。有不洁性交史的男女均可发病。男子好发部位依次为冠状沟、阴茎头、包皮、系带及尿道口。女子多见于大小阴唇、阴蒂、宫颈、阴道及肛门周围。典型损害，呈乳头状、菜花状、鸡冠状或巨大团块样的有蒂增生物，一般无疼痛，少数有瘙痒或微痛。

淋病：是指因性接触感染了淋球菌而引起的泌尿生殖器黏膜化脓炎症的传染病。有不洁性交史3～5天后，出现尿频，尿痛，排尿困难，尿道口红肿，脓性分泌物（或脓性白带）及全身不适等症状和体征；尿道口分泌物涂片中可见多形核白细胞，在一些细胞内可见革兰氏阴性双球菌。

非淋菌性尿道炎：是由性接触引起的一种尿道炎，但在尿道分泌物中查不到淋球菌，主要由沙眼依原体（40%～50%）和支原体（20%～30%）引起。有不洁性交史，尿道口刺痒，轻度尿急，尿痛，排尿困难，有少量浆液性分泌物；尿道口分泌物涂片找不到淋球菌，但应用棉拭子伸入尿道2 cm处刮取黏膜组织涂片，可找到衣原体。

软下疳：是由杜克雷嗜血杆菌引起的一种性器官软溃疡的性传播疾病。好发于性接触中性器官损伤部位，初发损害为炎症性小丘疹或结节，1～2天后形成脓疱，3～5天脓疱破溃形成溃疡，可发生多个溃疡，边缘不整齐，有脓性分泌物和疼痛，腹股沟淋巴结肿大，有压痛；分泌物涂片可找到杜克雷嗜血杆菌。

生殖器疱疹：是由单纯疱疹病毒Ⅱ型引起性器官疱疹病变的一种性传播疾病。疱疹多发生在男性的包皮、阴茎、龟头、冠状沟和阴囊，女性的阴唇、阴蒂、阴道、宫颈和尿道等处，先在局部出现多个丘疹、小水疱，继而破溃糜烂，瘙痒或疼痛，腹股沟淋巴结肿大，一般经3～4周损害自行结痂、愈合、消退，但反复发作。

性病或性传播病治疗观察期间忌食酒类、狗肉、羊肉、牛肉、海鲜、鱼类、公鸡、竹笋类、酸辣食品、油炸食品和糯米等，同时不能过性生活。

◆目　录◆

二　画

七叶一枝花（重楼、草河车）⋯⋯⋯⋯⋯⋯1

了哥王叶⋯⋯⋯⋯⋯⋯⋯⋯⋯⋯⋯⋯⋯2

三　画

三仙丹（升药、灵药、小升丹）⋯⋯⋯⋯4

三角泡⋯⋯⋯⋯⋯⋯⋯⋯⋯⋯⋯⋯⋯⋯6

土大黄⋯⋯⋯⋯⋯⋯⋯⋯⋯⋯⋯⋯⋯⋯7

土荆皮（土槿皮）⋯⋯⋯⋯⋯⋯⋯⋯⋯9

土茯苓⋯⋯⋯⋯⋯⋯⋯⋯⋯⋯⋯⋯⋯⋯11

大浮萍（水浮莲）⋯⋯⋯⋯⋯⋯⋯⋯⋯13

大叶桉叶（桉叶、桉树叶）⋯⋯⋯⋯⋯15

山香（蛇百子、毛老虎）⋯⋯⋯⋯⋯⋯17

千里光（九里明）⋯⋯⋯⋯⋯⋯⋯⋯⋯18

小飞扬草（小乳汁草）⋯⋯⋯⋯⋯⋯⋯20

小鱼仙草（热痱草、大叶香薷）⋯⋯⋯22

飞扬草（大飞扬草）⋯⋯⋯⋯⋯⋯⋯⋯23

马齿苋（瓜子菜）⋯⋯⋯⋯⋯⋯⋯⋯⋯25

马缨丹（如意花、五色花）⋯⋯⋯⋯⋯27

马鞭草⋯⋯⋯⋯⋯⋯⋯⋯⋯⋯⋯⋯⋯⋯28

四　画

五月艾（野艾叶、艾叶）⋯⋯⋯⋯⋯⋯30

牛蒡子（大力子）⋯⋯⋯⋯⋯⋯⋯⋯⋯31

毛赪桐⋯⋯⋯⋯⋯⋯⋯⋯⋯⋯⋯⋯⋯⋯33

毛麝香（黑头茶、毛射香）⋯⋯⋯⋯⋯35

乌桕叶（白乌桕叶）⋯⋯⋯⋯⋯⋯⋯⋯36

凤仙花叶（指甲花叶、凤仙叶） ……………… 38

六棱菊（六耳棱） …………………………… 40

水杨梅 ………………………………………… 42

五　画

艾叶（家艾叶、艾） ………………………… 43

龙眼叶（龙眼树叶） ………………………… 45

白矾（明矾） ………………………………… 47

白花丹（白雪花） …………………………… 49

白花草（白花臭草、胜红蓟） ……………… 50

白饭树（鱼眼木） …………………………… 52

白毛鸡矢藤（狗屁藤） ……………………… 53

白花蛇舌草（蛇舌草、蛇利草） …………… 54

六　画

地胆草（草鞋根、地胆头） ………………… 56

百部（对叶百部） …………………………… 58

扛板归 ………………………………………… 60

光叶飞扬草 …………………………………… 61

灯笼草 ………………………………………… 63

过江藤（蓬莱草） …………………………… 64

过塘蛇（鱼鳔草） …………………………… 66

红升丹（升药、大升丹、小金丹） ………… 68

红背山麻杆（红帽顶、红背叶） …………… 69

七　画

苍术 …………………………………………… 71

苍耳子 ………………………………………… 73

杉木皮（杉皮） ……………………………… 75

杨梅 …………………………………………… 76

状元红（龙丹花、红龙船花） ……………… 78

吴茱萸（茶辣、左力、吴芋） ……………… 79

岗松（扫把枝） ……………………………… 81

牡荆叶（五指柑、五指风）……………………… 83

补骨脂（破故纸、故子、黑故纸）……………… 84

鸡矢藤（狗屁藤、鸡屎藤）……………………… 86

八　画

青萍（浮萍）……………………………………… 87

青蒿（鱼花草、香蒿、臭蒿）………………… 89

苦参……………………………………………… 90

苦李根（铁包金、苦梨木）…………………… 93

苦楝皮…………………………………………… 94

松树根（松木根）……………………………… 96

刺苋菜（勒苋菜）……………………………… 98

虎耳草…………………………………………… 99

垂穗石松（伸筋草、铺地蜈蚣）……………… 101

狗仔花………………………………………… 102

泡角叶（皂布叶、纤序鼠李）………………… 104

九　画

枯矾（煅明矾、煅白矾）……………………… 105

柠檬桉叶……………………………………… 107

鸦胆子………………………………………… 108

韭菜叶（扁菜叶）……………………………… 110

香椿皮（椿芽木皮）…………………………… 111

重楼（七叶一枝花、草河车）………………… 113

鬼针草（三叶鬼针草、虾钳草）……………… 114

鬼画符（青凡木、黑面叶）…………………… 115

十　画

盐肤木叶（五倍子树叶）……………………… 117

鸭跖草（竹壳菜）……………………………… 119

鸭脚木皮……………………………………… 121

臭梧桐叶……………………………………… 122

海南蒲桃叶（野冬青叶）……………………… 124

浮萍（紫背浮萍） ················· 125

透骨香（满山香、石灵香） ········ 126

十一　画

球花毛麝香（大头陈） ············ 128

黄柏 ··························· 129

黄荆叶（五指柑、五指风） ········ 131

黄毛耳草 ······················ 132

野菊花 ························· 134

蛇莓（地杨梅、蛇泡草） ·········· 135

银杏叶（白果叶） ··············· 137

银花藤（忍冬藤、金银花藤） ······ 138

断肠草（胡蔓藤、大茶根、大茶药） ·· 140

密陀僧（没多僧、炉底） ·········· 142

十二　画

硫黄（石硫黄） ················· 144

雄黄（黄金石、石黄、鸡冠石） ····· 146

滑石 ·························· 147

十三　画

蓝桉叶（桉叶、桉树叶） ·········· 149

蓟罂粟（刺罂粟） ··············· 150

槐树枝（槐树条、槐枝） ·········· 151

蜈蚣萍（槐叶萍、蜈蚣藻） ········ 153

满江红（红浮萍、红浮藻） ········ 154

十四　画

算盘子叶 ······················ 155

漆大姑（毛漆公、漆大伯） ········ 157

十五　画

墨旱莲（旱莲草、黑墨草） ········ 159

十六　画

窿缘桉叶（小叶桉） ············· 160

七叶一枝花（重楼、草河车）

▶**来源**　百合科（或延龄草科）植物华重楼 *Paris polyphylla* Smith var. *chinensis* （Franch.）Hara 的根状茎。

▶**形态**　多年生直立草本，高40～100 cm。根状茎粗厚，横卧，圆柱形，稍压扁，长5～12 cm，直径1～4 cm，外面棕褐色或黄褐色，内面白色，有多数密集成环的节，节上有许多须根。茎单一，圆柱形，无毛。单叶，5～8片轮生于茎顶，通常7片；叶片倒卵状披针形、长圆状披针形或倒披针形，长8～18 cm，宽2.5～5 cm，先端尖，基部狭，边缘全缘，两面均无毛；叶柄长约1 cm。花梗由茎顶抽出，长5～16 cm，少有达到30 cm，顶端着花1朵；花被2轮，外轮花被片叶状，绿色，通常4～6片，狭卵状披针形，长4.5～7 cm；内轮花被片狭条形，黄色，短于外轮，长1.5～3.5 cm，宽1～1.5 m，通常中部以上变宽；雄蕊8～10枚，花药长1.2～1.5 cm，长为花丝的3～4倍，药隔

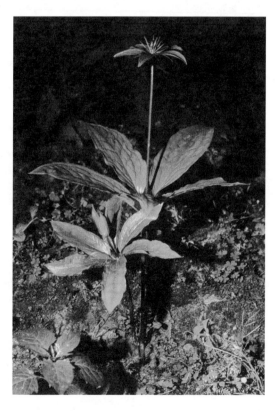

突出部分长1～2 mm；子房有棱，顶端有一盘状花柱基，花柱分枝粗短。果实近球形，成熟时紫绿色。种子多数，假种皮红色。花期5～7月，果期8～10月。

▶**生境分布**　生于林下阴湿处、沟谷边草丛中。分布于江苏、浙江、江西、福建、台湾、湖北、湖南、广东、广西、海南、四川、贵州、云南等省（区）。

▶**采收加工**　秋季采收，除去须根及杂质，洗净，晒干。用时洗净，润透，切片。

▶**性味功效**　苦，微寒；有小毒。清热解毒，抗菌消炎。

▶**用量**　3～10 g。外用适量。

▶**禁忌**　孕妇忌服。

▶**验方**　1. 带状疱疹（缠腰火丹）：①七叶一枝花、朱砂眼（紫金牛科）各适量，雄黄少量。共研细粉，用白酒调匀，外搽患处，日数次。②七叶一枝花16 g，黄丹、枯矾各10 g。共研细粉，用酸醋调匀，外敷患处，每日2～3次。

2. 体癣（铜钱癣）：①七叶一枝花15 g，天南星（天南星科）3 g。共研细粉，用酸醋调匀，外搽患处，每日数次。②七叶一枝花150 g，百部120 g，飞扬草60 g。共捣碎，用95%酒精（乙醇）浸泡7日，取药液外搽患处，每日数次。

了哥王叶

▶**来源**　瑞香科植物了哥王 *Wikstroemia indica*（L.）C.A.Mey. 的叶及带叶嫩枝。此外，根（了哥王根）也入药。

▶**形态**　常绿小灌木，高30～80 cm。根长圆柱形，表面黄棕色，刮去外皮类白色，木部淡黄色，根皮厚2～4 mm，纤维发达。茎无毛，嫩时淡红色，无毛，茎皮纤维发达。单叶对生，有柄或近无柄；叶片椭圆形或长圆形，长1.5～4 cm，宽1～1.5 cm，边缘全缘，两面

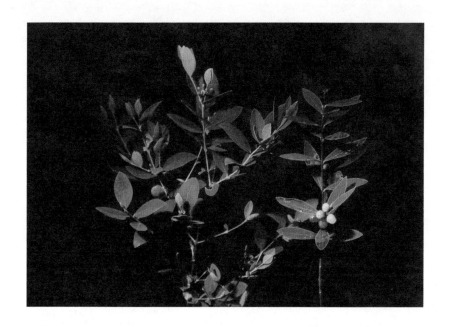

均无毛，绿色或黄绿色。花黄绿色，数朵花组成短总状花序顶生；总花梗长5～10 mm，直立，无毛；花萼筒状，无毛或有疏毛，4裂；花瓣缺；雄蕊8枚，内藏；子房倒卵形，顶端有短柔毛，花柱极短，柱头头状；花盘鳞片通常4片，线形。核果椭圆形，长6～9 mm，直径约5 mm，成熟时黄色至红色。花期5～6月，果期8～9月。

▶**生境分布**　生于丘陵山坡、路边、村边、草地、平地、灌丛中。分布于我国江苏、浙江、江西、安徽、福建、台湾、湖北、湖南、广东、广西、海南、四川、贵州、云南等省（区）；越南、泰国、印度等地也有分布。

▶**采收加工**　叶：夏季采收，鲜用或晒干。根：春、秋季采收，除去杂质，刮去外皮，切片晒干。用时洗净。

▶**性味功效**　苦、辛，微温；有大毒。消炎解毒，散瘀止痛，杀菌。

▶**用量**　外用适量。

►**禁忌** 药物久煎可减低毒性。孕妇忌服。

►**验方** 1. 足癣：①鲜了哥王叶适量。捣烂外敷患处。②鲜了哥王叶、飞扬草（大戟科）、苦李根（鼠李科）各适量。水煎浓汤，外洗患处或浸洗患处。

2. 牛皮癣：了哥王根二层皮30 g，煤油100 ml。将了哥王根二层皮浸泡于煤油中，浸渍15日后可用，取药液外涂患处或轻搽患处。

3. 稻田皮炎：①了哥王叶、六棱菊（菊科）、苦楝树皮、牛甘果叶（大戟科余甘子叶）各等量。水煎浓汤，外洗患处，每日3次，连续使用。②了哥王叶（或根）、牛甘果叶（或根）、萝芙木叶（或根）各适量。水煎浓汤，外洗患处，每日数次。

三仙丹（升药、灵药、小升丹）

►**来源** 由水银、白矾、火硝炼制而成的汞制剂（粗制氧化汞）。

►**性状** 浅黄色的无晶形细粉或结块。质重，无臭，无味。溶于稀盐酸，不溶于水及酒精（乙醇）。本品置在空气中不变质，但露于日光下，颜色变深。加热至200 ℃变红色，至600 ℃则分解成汞和氧。

►**产地** 全国各地均有制造。以湖北、湖南、河北、江苏等省产量较大。

►**采收加工** 先将火硝、白矾置乳钵内研细，合水银擂至不见水银星为止。倾入锅中，上面覆盖瓷碗，缝隙用湿纸包封，外面再用盐水和黄土调成糊状密封，以防止泄气。碗底上放棉花团，以测火候。开始用慢火烧至1～2小时，碗底棉花变成黄褐色即为炼成。将锅移出放冷，除去锅中黄土，揭碗，将附着碗内底层的橙色结块刮下，即为三仙丹，装在有色瓶内备用。本品有剧毒，应按《剧毒药管理规定》存放。

►**性味功效** 辛，燥；有剧毒。杀菌拔毒，去腐生肌。

►**用量** 0.3～0.6 g，本品为剧毒药，内服宜慎，内服做丸剂或散

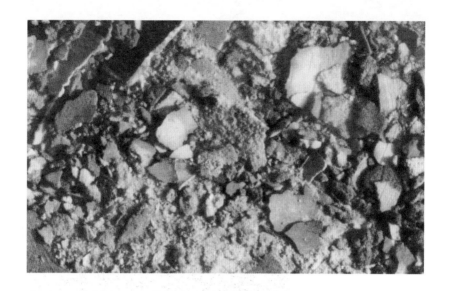

剂服。因本品腐蚀性较强，外用宜微量，不宜久用。

▶验方　1.梅毒：三仙丹、轻粉、玄明粉、天麻、僵蚕、珍珠、麝香、冰片各等分。共研细末，与枣肉适量捣烂，制成药丸如绿豆大。每次服1～3丸，用土茯苓30 g、甘草10 g水煎汤送服。

2.疥癣，湿疹，顽癣：三仙丹1 g，硫黄15 g，蛇床子（伞形科）10 g，白芷6 g，樟脑2 g。共研细末，外涂搽患处。

3.酒齄鼻：三仙丹、薄荷脑（研末）各等量，分别研细末，香脂适量，共拌匀成膏，外搽患处，早、晚各搽1次。

4.白癜风：三仙丹、硫黄各等量。分别研细末，共拌匀，用棉球放酸醋内湿润后，再沾药末外涂搽患处。

5.腋臭：三仙丹、滑石粉各1 g，龙脑、紫丁香各0.6 g，石膏1.5 g，白矾适量。共研细末，早、晚洗净患处后，外用药粉涂搽。连续用药15～30日为1个疗程。

三 角 泡

▶**来源** 无患子科植物倒地铃 *Cardiospermum halicacabum* L. 的全草。

▶**形态** 一年生攀缘状草质藤本。嫩茎有毛和细纵棱，老茎无毛。二回三出羽状复叶互生；小叶片卵形或椭圆状披针形，长4～8 cm，宽1.5～2.5 cm，边缘有粗锯齿或分裂，或有时羽状分裂，叶脉和叶柄均有毛。花白色；聚伞花序腋生；花序柄长5～8 cm，最下面一对花序柄发育成下弯的卷须；萼片4片；花瓣4片；雄蕊8枚。果实囊状肿胀，三角形，宽1.5～4 cm，成熟时淡黄色，内含黑色球形种子3粒。花、果期夏、秋季。

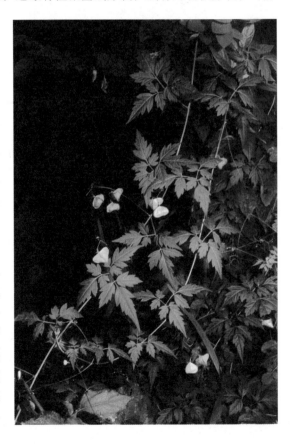

▶**生境分布** 生于山坡灌丛中、草地上、沟边、园边、路边。分布于我国浙江、江苏、江西、福建、台湾、湖北、湖南、广东、广西、海南、四川、贵州、云

南等省（区）；印度及泰国等地也有分布。

▶**采收加工** 夏、秋季采收，除净杂质，鲜用或晒干。用时洗净，切短段。

▶**性味功效** 微苦，寒。清热凉血，化湿解毒，消肿。

▶**用量** 外用适量。

▶**验方** 1. 带状疱疹：三角泡、过塘蛇（柳叶菜科水龙）各适量。煲水外洗患处。

2. 阴囊湿疹：三角泡100 g，蛇床子（伞形科）30 g。水煎外洗患处。

3. 小儿阴囊热肿：三角泡适量。水煎外洗患处。

4. 脓疱疮，湿疹：①三角泡、扛板归各适量。水煎外洗患处。②三角泡、扛板归、水杨梅（茜草科细叶水团花）各适量。水煎浓汤，外洗患处；另取上药研细粉搽患处，每日2次。

5. 皮肤瘙痒症：三角泡、千里光、马缨丹（马鞭草科）、飞扬草（大戟科）各60 g。水煎，外洗患处及全身，每日1～2次。

6. 湿疹：三角泡、水杨梅、扛板归各2份，苦楝树嫩枝叶、红乌桕嫩枝叶（大戟科）、葫芦茶各1份。共研细粉，如湿疹分泌物多者，用药粉撒患处；如患部干燥者，用药粉调茶油外涂患处，或将上药煎水外洗后，再撒药粉，每日1次。

7. 白泡疮：三角泡适量。煲水外洗患处。

土 大 黄

▶**来源** 蓼科植物红丝酸模 *Rumex chalepensis* Mill. 的根。

▶**形态** 多年生直立草本，高50～100 cm。根肥厚且大，黄色。茎圆柱状，无毛，有纵向沟棱。单叶，基生叶有长柄，卵形或卵状长圆形，长15～30 cm，宽12～20 cm，先端钝，基部心形，边缘全缘，两面均无毛，下面有小瘤状突起，叶脉通常带红色；茎生叶互生，卵状披针形，至上部渐小，变为苞叶；托叶膜质，鞘状，早落。花小，淡绿色或紫绿色；簇生呈总状花序式或圆锥花序，腋生；花被片6片，外面3片披针形，内面3片结果时增大为宽圆心形，两边各有4～7齿，罕近全缘，背面中肋有瘤状突起；雄蕊6枚。瘦果卵形，有3棱。花、果期5～7月。

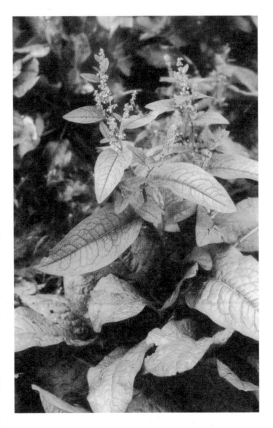

▶**生境分布**　生于旷野、路边、田边、沟边、山脚湿润处。分布于山东、江苏、河南、浙江、江西、安徽、福建、台湾、湖北、湖南、广东、广西、海南、四川等省（区）。

▶**采收加工**　秋季采收，洗净，鲜用或晒干。用时洗净，切片。

▶**性味功效**　辛、苦，凉。清热，通便，凉血，散血，杀虫，止痒。

▶**用量**　10～15 g。外用适量。

▶**验方**　1. 汗斑（花斑癣）：鲜土大黄适量。捣烂，加生盐少许，外搽患处，每日2～3次。

2. 皮炎，湿疹：①土大黄适量。水煎浓汤，外洗患处，每日3次。②土大黄、五指风（马鞭草科黄荆或牡荆）各等量。水煎浓汤，加入白矾、芒硝各15 g，调匀，外洗患处，每日2次。

3. 癣癫：①鲜土大黄150 g（捣烂），白芥子25 g（研细粉）。用黄蜡调匀，外敷患处。②土大黄适量。用石灰水浸泡约2小时后，取出，用酸醋磨汁外搽患处，每日数次。③鲜土大黄（或鲜土大黄叶）适量。捣烂外搽患处。每日数次。

4. 疥癣，斑秃：鲜土大黄适量。捣烂，用酸醋调匀，外搽患处，每日数次。

土 荆 皮（土槿皮）

▶**来源**　松科植物金钱松 *Pseudolarix kaempferi* （ Lindl. ） Gord.的根皮或近根树皮。

▶**形态**　落叶乔木。根皮表面粗糙，有横向灰白色皮孔，常呈鳞片状剥落。显出红棕色皮部。近根树皮表面暗棕色，呈龟裂状。树皮幼时淡褐色，老时赤褐色，粗糙，块状开裂。枝条轮生，平展，嫩枝无毛，有长短枝的区别，长枝上有叶痕，短枝呈棍棒状，表面有环纹密接。叶条线，柔软，镰状或直，上部稍宽，长2～5.5 cm，宽1.5～4 mm，先端尖，边缘全缘，两面均无毛，背面蓝绿色，中脉每边有5～14条气孔

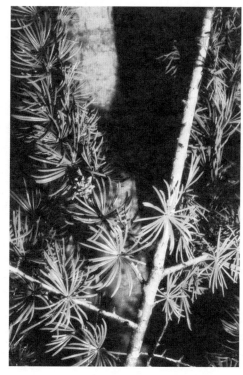

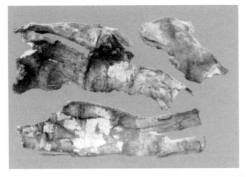

线，较中脉宽或近等宽，长枝之叶辐状伸展，短枝之叶簇状密生，平展呈圆盘形，秋后变成金黄色。花单性，雌雄同株；雄球花数个簇生于短枝顶端，雄蕊多数，螺旋状着生，雌球花单生于短枝顶端，有短柄。球果卵圆形，长6～7.5 cm，宽4～5 cm，成熟时淡红褐色；种鳞木质，每种鳞有2枚种子，种子斜卵形，顶端有翅。花期4月，果熟期10月。

▶**生境分布** 栽培植物，我国特有。江苏、浙江、江西、安徽、福建、湖北、湖南、广西、四川等省（区）有栽培。

▶**采收加工** 夏、秋季采收，晒干。用时洗净，切丝或切碎。

▶**性味功效** 辛，温；有毒。杀虫，止痒。

▶**用量** 外用适量。

▶**验方** 1. 顽癣：土荆皮、木鳖子（葫芦科）各等量。90%酒精（乙醇）浸泡过药面，浸渍10日后外用，搽患处，每日数次。

2. 头癣：土荆皮研细粉30 g，地榆（蔷薇科）研细粉15 g。用烧酒500 ml浸泡7日，蘸药酒外搽患处，每日数次。

3. 手足癣轻度脱屑或起水泡，体癣，花斑癣（汗斑）：土荆皮15 g，白酒（或黄酒）100 ml。上药于酒内浸泡3～5日后，用药酒外搽患处。

4. 阴囊湿疹：土荆皮6 g，白酒30 ml。上药于酒内浸泡2～3日后，用药酒外搽患处。

土 茯 苓

▶来源　百合科（或菝葜科）植物土茯苓 *Smilax glabra* Roxb.的根状茎。

▶形态　攀缘灌木。根状茎粗厚，呈不规则结节状，长5～20 cm，宽2～5 cm，表皮暗褐色，断面淡红白色，粉质。茎细长，光滑无刺，铺地或攀于他物上。单叶互生；叶片狭椭圆状披针形或狭卵状披针形，长6～12 cm，宽1～4 cm，边缘全缘，两面均无毛，背面通常淡绿色，少有苍白色；叶柄长5～15 mm，近基部有两条卷须。花绿白色或浅黄色，六棱状球形，直径约3 mm；伞形花序通常单个生于叶腋；总花梗长1～5 mm，宽2～3 mm，通常明显短于叶柄，极少与叶柄等长；花托膨大，有多数小苞片；花被片6片，离生，外面3片扁圆形，兜状，背面中央有纵槽；雄蕊6枚，花丝极短。浆果近球形，直径约7～10 mm，成熟时红色至紫黑色，有粉霜。花期7～11月，果

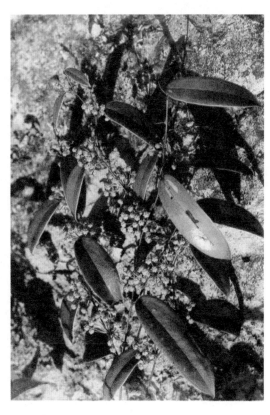

期11月至次年4月。

▶生境分布　生于山坡林边、路边草地、山谷、河岸、灌丛、林边疏林中。分布于我国甘肃、河南、山东、江苏、浙江、江西、安徽、福建、台湾、湖北、湖南、广东、广西、海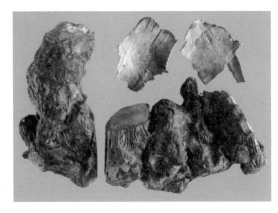南、四川、贵州、云南等省（区）；越南、泰国、印度等地也有分布。

▶采收加工　秋季采收，除去须根，洗净，趁鲜切片，晒干。用时洗净，切碎。

▶性味功效　甘、淡，平。除湿，解毒，散结消肿。

▶用量　15～60 g。

▶验方　1. 梅毒：①鲜土茯苓150 g。水煎服。②土茯苓30 g，苍耳子15 g。水煎服。③土茯苓、金银花、苦参各30 g，水煎服。④土茯苓100 g，金银花藤叶60 g，车前草30 g，水煎服。⑤鲜土茯苓250 g，苍耳子、金银花、甘草、白鲜皮各15 g。水煎服。⑥土茯苓30 g，白鲜皮、金银花、威灵仙各15 g，甘草10 g。水煎服。

2. 皮炎：土茯苓60 g。水煎，代茶饮。

3. 麦疵（于麦收季节，皮肤瘙痒，粗糙）：鲜土茯苓30 g。水煎服。

4. 梅毒溃烂：土茯苓15 g，黄独块茎（薯蓣科）20 g。水煎，代茶饮。

5. 生殖器疱疹：①土茯苓20 g，板蓝根、马齿苋各15 g。水煎汤，送服中成药"知柏地黄丸"。阴虚火旺者加女贞子、知母各10 g。②土茯苓、黄柏、野菊花、金银花（或银花藤）各30 g。水煎浓汤，外洗敷患处约15分钟，每日2次。③土茯苓、白花蛇舌草、板蓝根（或南板蓝根）各20 g，薏苡仁30 g，黄柏15 g，柴胡、大青叶各10 g。水煎服。④土茯苓、黄柏、柴胡各15 g，虎杖、泽泻、知母各10 g，薏苡仁30 g，甘草6 g。水煎服。⑤土茯苓、薏苡仁、生地黄各30 g，黄芩、茯苓皮各15 g，栀子、玄参各10 g。水煎服。

6. 软下疳：①土茯苓、蒲公英、车前草各30 g，萹蓄、木通、泽泻各15 g，黄芩、生地黄各10 g，龙胆草12 g，柴胡、甘草各6 g。水煎服。②土茯苓30 g，蒲公英、野菊花、白花蛇舌草、黄柏各15 g，黄芩、黄连、金银花各10 g。水煎服。便秘加大黄10 g，口干伤阴加白茅根、生地黄各15 g。

大 浮 萍（水浮莲）

▶**来源**　天南星科植物大薸 *Pistia stratiotes* L. 的全草。

▶**形态**　水生飘浮草本。无茎。有长而悬垂水中的多数白色纤维状根，须根羽状。叶簇生呈莲座状；叶片倒三角形、倒卵形、扇形或倒卵状长圆形，长1.5～10 cm，宽2～6 cm，先端圆或钝头，基部厚，楔形，两面均有绒毛，下面毛浓密，叶脉扇状，下面突起。花小，单性同株，无花被；佛焰苞叶状，白色，长0.5～1.2 cm，外面有绒毛，生于叶簇中央；肉穗花序；雄花位于花序顶端，有花2～8朵；雄蕊2枚，合生成柱；雌花单生于下部。浆果。种子多数。花、果期5～11月。

▶**生境分布**　生于平静的淡水池塘、沟渠、水田中。我国福建、台湾、广东、广西、海南、云南等省（区）有野生，河南、江苏、浙江、江西、山东、安徽、湖北、湖南、四川等省有栽培；世界热带、亚热带地区也有。

▶**采收加工**　夏、秋季采收，鲜用或晒干。用时洗净，切碎。

▶**性味功效**　辛，寒。凉血，活血，疏风解表，祛湿止痒，发汗。

▶**用量**　10～15 g，外用适量。

▶**禁忌**　孕妇及非实热实邪者忌用。

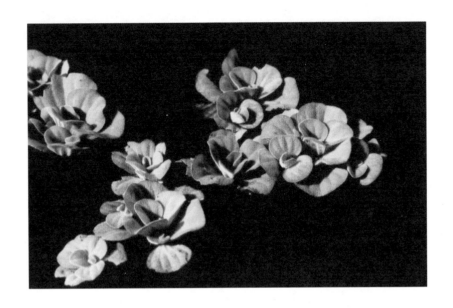

▶**验方**　1.荨麻疹：大浮萍、芝麻梗、皂角刺、白蒺藜、海桐皮各10～15 g，水煎服。

2.皮肤湿疹：大浮萍适量。水煎浓汤，外洗患处或洗浴，每日3次。

3.湿疹流黄水：大浮萍、火炭母（蓼科）、飞扬草（大戟科）、小飞扬草（大戟科）各适量。水煎浓汤，外洗患处，每日3次；或各取鲜品共捣汁外敷患处。

4.汗斑（花斑癣）：鲜大浮萍适量，硫黄粉少许。将大浮萍捣烂取汁，加入硫黄粉调匀，外搽患处，每日数次。

5.血热身痒：鲜大浮萍、鲜金银花藤、鲜过塘蛇（柳叶菜科水龙）各250 g，鲜地菍（野牡丹科）、鲜土荆芥（藜科）各120 g，鲜樟树叶（樟科）水煎浓汤，洗浴全身。

大叶桉叶（桉叶、桉树叶）

▶**来源** 桃金娘科植物桉 *Eucalyptus robusta* Smith 的叶及带叶嫩枝。

▶**形态** 乔木。树皮有扭转槽纹，不剥落（宿存），厚约2 cm，粗糙，深褐色，不规则开裂，稍松软。嫩枝无毛，有棱。单叶互生；叶片卵状披针形，长8～17 cm，宽3～7 cm，边缘全缘，两面均无毛，对光可见多数透明油腺点，揉之有香气，基部两侧不对称，侧脉多而明显，边脉离叶缘约1 mm。花白色；伞形花序腋生，有花4～8朵；总花梗长约2.5 cm；花梗长不超过4 mm；萼管半球形，无棱，萼片4～5片；花瓣4～5片，与萼片合生成一帽状体；花开放时帽状体整个脱落；雄蕊多数，分离。蒴果卵状壶形，长1～1.5 cm，宽约1 cm，上半部略收缩，果瓣3～4片，深藏于萼管内。花、果期4～10月。

▶**生境分布** 栽培植物。生于沼泽地、路边、沟边、山脚。我国广东、广西、海南、湖南、云南、四川等省（区）有栽培。原产于澳大利亚。

▶**采收加工** 全年可采收，鲜用或阴干，用时洗净，切碎。

▶**性味功效** 微辛、微苦，平。抑菌消炎，祛风止痒，收敛。

▶**用量** 外用适量。

▶**验方** 1. 带状疱疹：鲜大叶桉叶1000 g。水煎成10%溶液，用纱布浸药液湿敷患处，每次敷2小时，每日敷3次。

2. 急性湿疹：鲜大叶桉叶、鲜算盘子叶各等量（用干品亦可）。水煎浓汤，外洗患处，或烘干研细粉撒敷患处。

3. 湿疹，脓疱疮：大叶桉叶、苦楝树皮各适量。水煎浓汤，外洗患处。

4. 湿疹，外阴瘙痒：大叶桉叶、蛇床子（伞形科）、苦参、苦楝树皮、鸭脚木皮、地肤子各适量。水煎浓汤，浸泡洗患处。

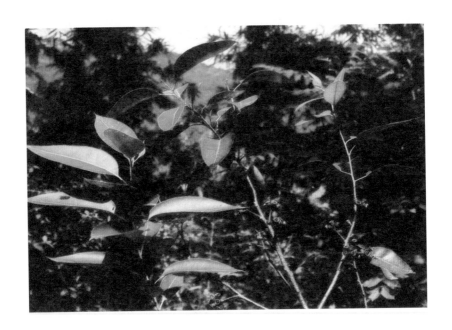

5. 阴囊湿疹：①大叶桉叶、蛇床子、马缨丹叶各30 g。水煎浓汤，熏洗患处。②大叶桉叶、飞扬草、马缨丹、地胆草（菊科）各适量，水煎浓汤，外洗患处。

6. 脚癣，湿疹：大叶桉叶研细粉60 g，氧化锌6 g，碳酸4滴，蓖麻油50 ml。共调匀，外搽患处。

7. 皮炎：大叶桉叶4份，千里光2份，金银花叶、野菊花、扛板归（蓼科）、金樱子果实各1份。水煎浓汤，外洗患处。

8. 全身瘙痒症：鲜大叶桉叶、鲜黄皮果树叶各500 g。水煎浓汤，外洗全身，每日2～3次。

9. 风寒湿疹：鲜大叶桉叶100 g，马缨丹根、蛇床子、树蚁窝（蚂蚁在树上筑的蚁巢）各30 g。水煎浓汤，外洗患处，每日2～3次。

山　香（蛇百子、毛老虎）

▶**来源**　唇形科植物山香 *Hyptis suaveolens*（L.）Poit.的全草。

▶**形态**　一年生直立草本，高0.5～1.5 m。茎四方形，有长柔毛，嫩茎的毛较密。揉之有浓烈香气。单叶对生；叶片卵形或宽卵形，长4～8 cm，宽3～6 cm，先端钝，基部圆形或浅心形，边缘波状，有毛，有细锯齿，两面均有疏长毛；叶柄长1～6 cm，有长柔毛。花蓝色或蓝紫色，有短梗；2～5朵排成腋生聚伞花序，有时单朵腋生；花萼圆筒形，有疏长柔毛，有10条脉，萼齿5枚，等大三角形，有直立的钻状尖头；花冠2唇形，下唇3裂，中裂片囊状；雄蕊4枚，花药汇合成1室。小坚果卵形或长圆形。花期3～10月，果期4～11月。

▶**生境分布**　生于旷野草地、荒地、山坡、路边、村边。分布于

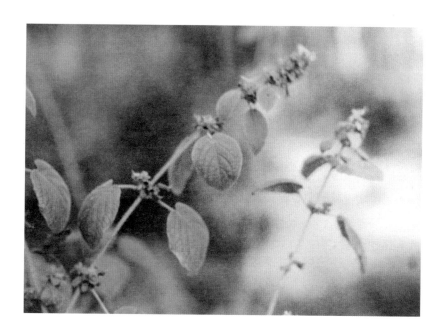

我国福建、台湾、广东、广西、海南等省（区）；世界热带地区也有分布。

▶**采收加工** 夏、秋季采收，除去杂质，鲜用或阴干。用时洗净，切碎。

▶**性味功效** 苦、辛，凉。疏风解表，散瘀止痛，止痒。

▶**用量** 外用适量。

▶**禁忌** 孕妇忌服。

▶**验方** 1. 皮炎，湿疹：①山香适量。水煎，外洗患处，每日2～3次。②山香、红背山麻杆（大戟科）各等量。水煎，外洗患处，每日2次。

2. 湿疹：①山香、五指风（马鞭草科黄荆或牡荆）、白花草（菊科藿香蓟）各等量，芒硝、白矾各15 g。先将前3味药水煎去渣，然后加入芒硝、白矾调匀，外洗患处，每日2次。②鲜山香、鲜马缨丹、鲜大叶桉叶各适量。水煎浓汤，外洗患处，每日2～3次。

千 里 光（九里明）

▶**来源** 菊科植物千里光 *Senecio scandens* Buch.-Ham. 的全草。

▶**形态** 多年生攀缘状草质藤木。茎有短柔毛和浅纵条纹。单叶互生；叶片卵状披针形或长三角形，长2.5～12 cm，宽2～4.5 cm，边缘有锯齿，两面均有短柔毛。花黄色；头状花序直径约1 cm，排成疏散扩展的伞房花序或复聚伞圆锥花序；总苞圆筒状；苞片线状长圆形；边缘为舌状花，长圆形，长9～10 mm，宽约2 mm；中央为管状花，花冠管长约5 mm，5裂；雄蕊5枚，花药连合。瘦果圆柱形，长约2.5 mm，有棱，棱上有疏毛或近无毛，顶端有白色柔软的冠毛。花、果期8月至次年4月。

▶**生境分布** 生于山坡、溪边、林边、灌丛、园边、路边草丛中。分布于我国陕西、浙江、江西、安徽、福建、台湾、湖北、湖

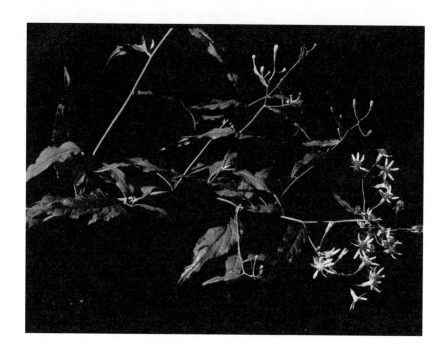

南、广东、广西、海南、四川、贵州、云南、西藏等省（区）；泰国、缅甸、不丹、尼泊尔、印度、菲律宾及日本等地也有分布。

▶**采收加工**　夏、秋季采收，除去杂质，鲜用或晒干。用时洗净，切碎。

▶**性味功效**　苦，凉。消炎解毒，杀虫止痒，去腐生新。

▶**用量**　15～30 g。外用适量。

▶**验方**　1. 皮肤瘙痒，过敏性皮炎：①千里光、扛板归（蓼科）、漆大姑（大戟科毛果算盘子）、盐肤木叶（漆树科）各等量。水煎浓汤，外洗患处。另取千里光、野菊花、金银花藤、鸡眼草（豆科或蝶形花科）、白花蛇舌草各15 g。水煎内服。②千里光适量。水煎浓汤，外洗患处。③千里光、杉木叶、野菊花各等量。水煎，内服兼外洗患处。

2. 湿疹：①千里光、金银花、茶叶各适量。水煎浓汤，外洗患处，每日3次。②千里光、一点红、马缨丹、飞扬草、大叶桉叶各适量。水煎浓汤，外洗或湿敷患处。③千里光、扛板归、薜荔茎叶（桑科）各适量。水煎浓汤，外洗患处，每日2～3次。④千里光、大叶桉叶、薜荔茎叶、红背山麻杆叶（大戟科）、无患子嫩叶（无患子科）、山香（唇形科）各适量。水煎浓汤，外洗患处，每日2次。

3. 慢性湿疹：千里光、杉木叶、金银花、野菊花各等量。水煎，内服兼外洗患处。

4. 外阴瘙痒症：①千里光适量。水煎浓汤，坐浴。②千里光、漆大姑各等量。水煎浓汤，坐浴。

5. 脚趾缝、肛门或阴道湿痒：千里光、苍耳草各等量。水煎浓汤，熏洗患处。

6. 癣疮、疱疹、湿疹：千里光叶适量。水煎浓汁呈胶状，用麻油调成稀糊状外搽患处。

小飞扬草（小乳汁草）

▶来源　大戟科植物千根草 *Euphorbia thymifolia* L. 的全草。

▶形态　一年生卧地草本。新鲜茎、叶折断时有白色乳状汁液。茎纤细，自基部极多分枝，直径1～2 mm，通常淡红色，有毛。单叶对生，绿色或淡红色；叶片椭圆形、长圆形或倒卵形，长4～8 mm，宽2～5 mm，先端圆，基部偏斜，不对称，圆形或近心形，边缘有细锯齿，极少全缘，两面均有疏毛，稀无毛；叶柄长约1 mm；托叶披针形，长约1.5 mm。花淡紫色；杯状聚伞花序单生或数个簇生于叶腋，有短柄，有毛；总苞钟状，边缘5裂；腺体4枚，边缘有白色附属物；雄花数朵；无花被；雄蕊1枚；雌花1朵。蒴果卵状三棱形，长约1 mm，直径约1.5 mm，有伏贴的短柔毛，成熟时不完全伸出总苞之外，内有种子3粒，暗红色。花、果期6～11月。

▶生境分布　生于平地路边、草地、屋边、稀疏灌丛、耕地、园

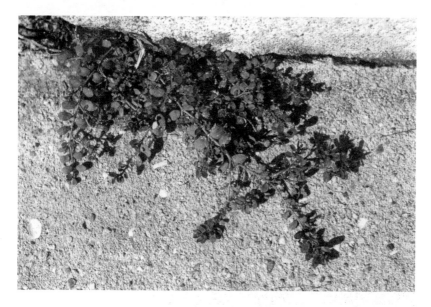

边。分布于我国江苏、浙江、江西、福建、台湾、湖南、广东、广西、海南、云南等省（区）；世界热带、亚热带地区也有分布。

▶**采收加工** 夏、秋季采收，除净杂质，鲜用或晒干。用时洗净，切碎。

▶**性味功效** 微涩、微酸，平。清热解毒，收敛止痒。

▶**用量** 外用适量。

▶**验方** 1. 风疹：小飞扬草、红背山麻杆叶各适量。水煎浓汤，外洗患处。

2. 过敏性皮炎，湿疹：①鲜小飞扬草适量。水煎浓汤，外洗患处。②鲜小飞扬草、鲜漆大姑各适量。水煎浓汤，外洗患处。

3. 小儿水疱疮：①鲜小飞扬草适量。加洗米水共捣烂，榨汁涂患处；或晒干研细粉，用茶油调匀外涂患处。②鲜小飞扬草适量，大米少许（先用水浸泡）。共捣烂取汁外涂患处，每日数次。

4. 带状疱疹：鲜小飞扬草适量，蒜头1个。共捣烂，调冷开水榨汁，外涂患处，每日数次。

小鱼仙草（热痱草、大叶香薷）

▶**来源**　唇形科植物小鱼仙草 *Mosla dianthera*（Buch.-Ham.ex Roxb.）Maxim. 的全草。

▶**形态**　一年生直立草本，高20～70 cm。茎四方形，有短柔毛。单叶对生；叶片卵形、卵状披针形或菱状披针形，长1～3.5 cm，宽0.5～

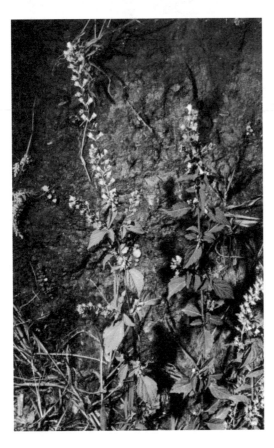

1.5 cm，先端尖，基部狭，边缘有疏锯齿，两面均有短柔毛或近无毛，下面有金黄色腺点；揉之有浓烈香气；叶柄长3～18 mm。花淡紫色或淡红色；轮伞花序2花，在主茎及分枝上组成顶生总状花序；苞片针状；花萼钟形，结果时增大，具10脉，脉上有毛，萼齿5枚，近相等或2唇形，内面有毛；花冠唇形，长约5 mm，上唇微缺，下唇3裂，中间裂片较大；能育雄蕊2枚；退化雄蕊2枚。小坚果4枚，生于钟状萼管内，近球形，直径约1.5 mm，有网纹。花、果期5～11月。

▶**生境分布** 生于路旁、沟边、村边旷地上、山脚、山坡草地、疏林下。分布于我国华东、中南、西南等省（区）；越南、缅甸、印度、巴基斯坦、尼泊尔、不丹、马来西亚、日本等地也有分布。

▶**采收加工** 夏、秋季采收，除净杂质，鲜用或阴干。用时洗净，切碎。

▶**性味功效** 辛，温。祛风解表，利湿止痒，抗菌消炎。

▶**用量** 10～15 g。外用适量。

▶**验方** 1. 湿疹：①鲜小鱼仙草适量。水煎浓汤，外洗患处，洗时须避风。②鲜小鱼仙草、鲜墨旱莲、鲜鬼画符叶各适量。共捣烂，绞汁外涂患处，每日数次。

2. 暑天生痱子，脚趾丫湿痒：鲜小鱼仙草150 g。水煎，外洗患处，每日1～2次。

3. 皮肤瘙痒：①鲜小鱼仙草1000 g。捣烂，用沸开水浸泡，待温，外洗全身，每日1～2次。②鲜小鱼仙草、鲜马鞭草各500 g。共捣烂，用沸开水浸泡后，外洗全身，每日1～2次。

飞 扬 草（大飞扬草）

▶**来源** 大戟科植物飞扬草 *Euphorbia hirta* L.的全草。

▶**形态** 一年生斜升或直立草本，高20～50 cm。新鲜茎和叶折断时有白色乳状汁液，茎单一，中部以上分枝或不分枝，有褐色或黄褐色粗硬毛。单叶对生；叶片披针状长圆形、长椭圆状卵形或卵状披针形，长1～5 cm，宽5～13 mm，先端尖或钝，基部略偏斜，边缘中部以上有锯齿，中部以下全缘或有少数锯齿，两面均有毛，下面叶脉上的毛较密；叶柄长1～2 mm；托叶钻形。花小，淡紫色；杯状聚伞花序聚生，花序多数，于叶腋处密集呈头状，无梗或有极短梗；总苞钟状，有毛，边缘5裂；腺体4枚，边缘有附属物；雄花数朵；无花被；

雄蕊仅1枚；雌花1朵。蒴果三棱状，有短柔毛，直径约1.5 mm。花、果期6～12月。

▶**生境分布**　生于旷野山坡、平地、路边、草地、耕地、灌丛。分布于我国江西、福建、台湾、湖南、广东、广西、海南、四川、贵州、云南等省（区）；世界热带、亚热带地区也有分布。

▶**采收加工**　夏、秋季采收，洗净，鲜用或晒干。用时洗净，切碎。

▶**性味功效**　微辛、酸，凉。清热解毒，收敛止痒。

▶**用量**　外用适量。

▶**验方**　1. 带状疱疹（飞蛇）：鲜飞扬草适量。捣烂取汁，加雄黄粉2 g，调匀，外涂患处，每日数次。

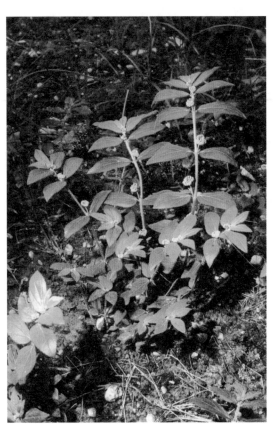

2. 湿疹：①飞扬草1000 g，鬼画符2000 g，毛麝香（玄参科）250 g。水煎浓汤，根据湿疹部位可选择坐浴、湿敷或外涂。有感染者，另取穿心莲15 g，水煎内服。②飞扬草、葫芦茶（豆科或蝶形花科）、黄花母（锦葵科）、吴茱萸、功劳木各30 g，盐肤木（漆树科）60 g。水煎浓汤，外洗患处。③飞扬草、毛麝香、千里光、一点红、马缨丹各适量。水煎浓汤，外洗患处或熬成膏外涂患处。

3. 小儿烂头疮：飞扬草适量。水煎浓汤，外洗患处。

4. 足癣：鲜飞扬草90 g，加75%酒精（乙醇）500 ml，浸渍5日，取药液外搽患处，每日数次。

5. 体癣，头癣：①飞扬草、小飞扬草（大戟科千根草）、墨旱莲、土荆芥（藜科）各30 g。用95%酒精浸过药面密封20日可用，取药液涂搽患处，每日3～4次。②鲜飞扬草适量。取汁，外搽患处，每日3次。

马 齿 苋（瓜子菜）

▶**来源** 马齿苋科植物马齿苋 *Portulaca oleracea* L.的全草。

▶**形态** 一年生卧地草本。茎肉质，圆柱形，光滑无毛，通常红褐色。单叶互生或近对生；叶片肥厚肉质，倒卵形、长圆状倒卵形或匙形，长1～2.5 cm，宽0.5～1.5 cm，顶端钝圆或微凹，基部楔形，边缘全缘，两面均无毛，下面有时淡红色；叶柄极短。花黄色或淡黄色，无柄，单朵或数朵簇生于茎顶；萼片2片，卵形；花瓣5片，倒卵状长圆形；雄蕊8～12枚。蒴果卵形或圆锥形，直径约3 mm，成熟时盖裂，内含多数黑色种子。种子表面有小瘤点。花、果期6～9月。

▶**生境分布** 生于平原、田野、路边、园边、荒地，耐旱耐涝。分布于我国各省（区）；世界温带和热带地区也有分布。

▶**采收加工** 夏、秋季采收，除去泥土杂质，洗净，鲜用或用开水烫过后晒干。用时洗净，切碎。

▶**性味功效** 酸、微甘，寒。清热解毒，凉血消肿。

▶**用量** 30～60 g。外用适量。

▶**验方** 1. 带状疱疹：①鲜马齿苋适量。捣烂外敷患处，每日2次。②马齿苋、草决明（豆科或芸实科）、刺苋菜（苋科）、马缨丹（马鞭草科）、桃树叶（蔷薇科）各适量。水煎浓汤，外洗患处；另

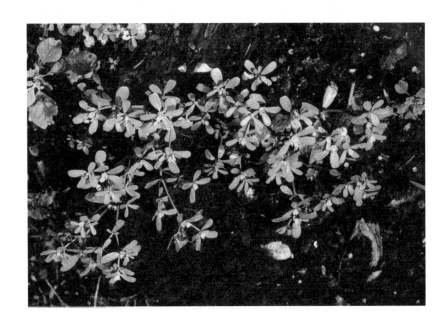

取鸡蛋青（鸡蛋白）适量与雄黄粉6 g调匀，外涂患处。

2. 脓疱疮（黄水疮）：鲜马齿苋适量，食盐少许。共捣烂外敷患处。

3. 稻田性皮炎：鲜马齿苋60 g，鲜薄荷30 g。共捣烂外敷患处。

4. 尖锐湿疣：马齿苋60 g，板蓝根（或南板蓝根）30 g，木贼15 g，细辛12 g，白芷、桃仁、露蜂房、甘草各10 g。水煎浓汤，先熏患部，后外洗患部20分钟，每日2～3次，7日为1个疗程。

5. 生殖器疱疹：①马齿苋、土茯苓、板蓝根各20 g。水煎汤，送服中成药"知柏地黄丸"。阴虚火旺者，加女贞子、知母各10 g。②马齿苋、黄柏、野菊花各100 g。水煎浓汤，外洗敷患处15分钟，每日2次。

马缨丹（*如意花、五色花*）

▶**来源**　马鞭草科植物马缨丹 *Lantana camara* L. 的全株。

▶**形态**　直立或蔓性灌木，高1～2 m。全株揉烂后有强烈臭气。茎、枝均呈四方形，有倒钩状刺和短柔毛。单叶对生；叶片卵形或卵状长圆形，长3～9 cm，宽1.5～5 cm；边缘有钝齿，上面有粗糙皱纹和短柔毛，下面有小刚毛；叶柄长约1 cm。花红色、粉红色、黄色或橙黄色等多种颜色；密集呈头状花序，腋生；花序梗长于叶柄；花萼管状，顶端截平有浅齿；花冠长约1 cm，4～5裂，裂片稍不相等；雄蕊4枚，内藏。核果球形肉质，直径约4 mm，成熟时紫黑色。花、果期全年。

▶**生境分布**　生于村边、路边、园边、海边、沙滩、空旷平地、

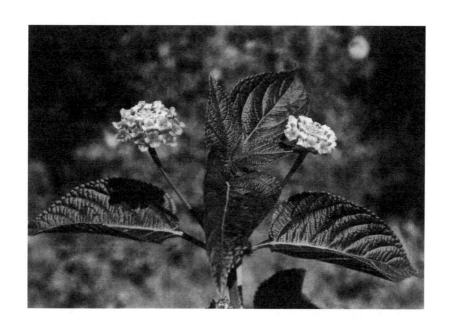

沟边或栽培。分布于我国福建、台湾、湖南、广东、广西、海南等省（区）；世界热带地区也有分布。

▶**采收加工**　全年可采收，鲜用或晒干。用时洗净，切碎。

▶**性味功效**　微甘、辛，凉。祛风清热，杀虫止痒。

▶**用量**　外用适量。

▶**验方**　1.婴儿奶癣：马缨丹叶10 g，五月艾叶（或艾叶）6 g。加水1碗煎沸5分钟，待微温抹洗患处，每日3次。

2.脓疱疮：马缨丹、三角泡（无患子科）、苦楝叶各适量。水煎浓汤，外洗患处。

3.皮肤瘙痒：马缨丹、三角泡、千里光（菊种）、飞扬草（大戟科）各等量。水煎浓汤，外洗患处及全身，每日1～2次。

4.白疱疮，湿疹：马缨丹适量。水煎浓汤，外洗患处；另取马缨丹叶研细粉，用茶油调匀外涂患处，每日洗、涂3～5次。

5.湿疹：①马缨丹、山芝麻（梧桐科）各等量。水煎浓汤，外洗患处。②马缨丹、飞扬草、水杨梅（茜草科）、苦李根（鼠李科）各等量。水煎浓汤，温洗患处，每日2次。③鲜马缨丹、鲜水蒲桃叶（桃金娘科）各100 g。共捣烂，用液体石蜡500 g混合，加入冰片少许调匀，外搽患处。④鲜马缨丹适量。水煎浓汤，外洗患处。⑤鲜马缨丹、鲜千里光各适量。共捣烂外敷患处，或水煎浓汤外洗患处。

6.风寒痒疹：鲜马缨丹根、鲜柠檬桉枝叶各适量。水煎浓汤，洗浴全身。

7.阴囊湿疹：马缨丹、松树叶各适量。水煎浓汤，外洗患处。

马　鞭　草

▶**来源**　马鞭草科植物马鞭草 *Verbena officinalis* L. 的全草。

▶**形态**　多年生直立草本，高30～80 cm。茎四方形，有短柔毛。单叶对生，近于无柄；叶片卵圆形或倒卵形，长2～8 cm，宽1～

5 cm，基生叶的边缘通常有粗锯齿和缺刻，茎生叶多数3深裂，裂片边缘有不整齐锯齿，两面均有短硬毛，下面叶脉毛较密。花淡紫色或蓝色；穗状花序顶生或腋生，花序轴无凹穴，细长如鞭，结果期长达25 cm；花萼管状，5齿裂；花冠管长4～8 mm，5裂；发育雄蕊4枚，内藏；子房4室。果实长圆形，包藏于萼内，成熟后4瓣裂。花、果期6～10月。

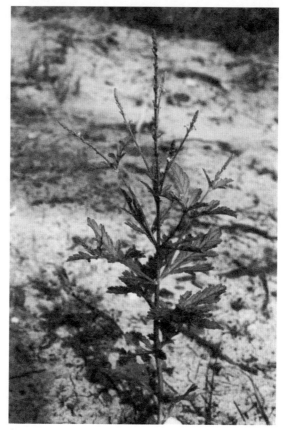

▶**生境分布**　生于平地、路边、村边、屋边、溪边、荒坡草地、林边。除东北地区外，几乎全国各地均有分布；世界温带至热带地区也有分布。

▶**采收加工**　夏、秋季采收，除去杂质，鲜用或晒干。用时洗净，切碎。

▶**性味功效**　苦，凉。清热解毒，消肿，杀虫，止痒。

▶**用量**　外用适量。

▶**禁忌**　孕妇忌服。

▶**验方**　1. 皮肤瘙痒：①鲜马鞭草1 000 g。捣烂，冲沸开水浸泡，待温，外洗全身。②马鞭草、苍耳草各等量。水煎浓汤，外洗患处，每日2～3次。③马鞭草、艾叶各等量。水煎浓汤，加入雄黄粉6 g调匀，洗患处，每日1～2次。

2.带状疱疹（缠腰火丹）：马鞭草120 g，七叶一枝花根状茎（百合科或延龄草科重楼）30 g，米双酒30 ml。先将马鞭草水煎浓汤，外洗患处，然后将七叶一枝花捣烂，加酒蒸热，外涂患处，每日2次。

3.湿疹：①马鞭草、鲜大叶桉叶各适量。水煎浓汤，外洗患处，每日2～3次。②鲜马鞭草、鲜水翁叶（桃金娘科水翁）各等量。水煎浓汤，外洗患处，如有疱，将疱洗破、洗净，每日2～3次。

五月艾（野艾叶、艾叶）

▶来源　菊科植物印度蒿 *Artemisia indica* Willd. 的叶及带叶嫩枝。

▶形态　多年生直立草本，高50～100 cm。嫩枝叶揉烂有浓烈香气。茎有细纵棱和短柔毛，以后柔毛脱落。叶互生；茎中部叶为一至二回羽状全裂，叶轴有狭翅，每侧裂片3～4枚，裂片椭圆状披针形、线状披针形或线形，长1～2 cm，宽3～5 mm，边缘不再分裂或有1～2枚深或浅裂齿，上面有疏柔毛，下面有灰白色蛛丝状绒毛；茎上部叶3全裂。花紫红色、淡黄色或黄绿色；头状花序卵形，直径2～2.5 mm，有短柄，排成总状花序生于分枝顶，并在茎顶组成圆锥花序；全为管状花，花冠管5裂；雄蕊5枚，花药连合。瘦果长圆形，顶端无冠毛。花、果期8～10月。

▶生境分布　生于旷野草地、平地、路边、林边、坡地灌丛处、森林草原。分布几乎遍布我国；越南、柬埔寨、缅甸、泰国、菲律宾、新加坡、印度、巴基斯坦、印度尼西亚、不丹、尼泊尔、斯里兰卡、马来西亚、朝鲜、日本等地也有分布。

▶采收加工　夏季花未开时采，除去杂质，阴干或鲜用。

▶**性味功效** 苦、微辛，温；有小毒。逐寒调经，安胎止血，祛风止痒。

▶**用量** 外用适量。

▶**验方** 1. 湿疹，荨麻疹：五月艾适量。水煎浓汤，熏洗患处，每日2～3次。

2. 皮肤瘙痒：①五月艾100 g，地肤子、白鲜皮各15 g，花椒10 g。水煎浓汤，熏洗患处，每日2～3次。②五月艾、防风各60 g，花椒、雄黄各6 g。前3味药水煎去渣，加入雄黄调匀，外洗患处，每日2～3次。

3. 湿疹，足癣：五月艾、土荆芥（藜科）、五指风（马鞭草科黄荆或牡荆嫩枝叶）各适量。水煎浓汤，外洗患处或浸洗患处。

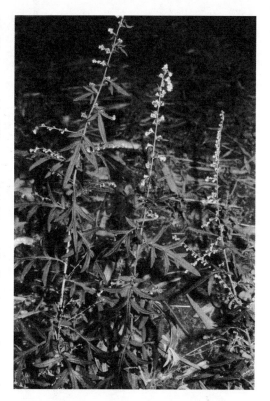

牛 蒡 子（大力子）

▶**来源** 菊科植物牛蒡 *Arctium lappa* L. 的成熟果实。此外，茎、叶也入药。

▶**形态** 二年生直立草本，高1～1.5 cm。茎枝有疏毛及蛛丝状毛和黄色小腺点。单叶互生；基生叶丛生，叶片宽卵形，长达30 cm，宽

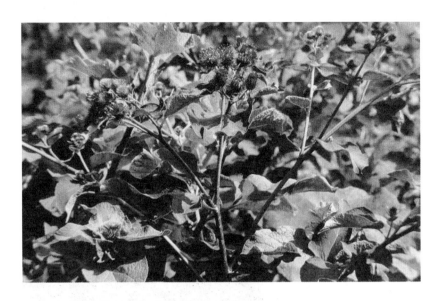

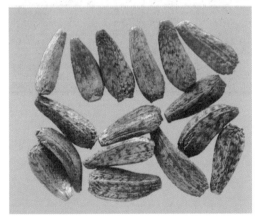

达21 cm，边缘有锯齿，两面均有疏毛和黄色小腺点，下面灰白色或淡绿色；茎生叶与基生叶同形或近圆形。花小，紫红色；头状花序卵形或近球形，排成伞房花序或伞房状圆锥花序；总苞卵形，绿色，无毛，直径1.5～2 cm；总苞片多层，全部总苞片近等长，长约1.5 cm，顶端有软骨质钩刺；全部为管状花，花冠管长约1.4 cm，5浅裂，外面无黄色小腺点；雄蕊5枚，花药连合，花丝分离。瘦果倒长卵形，长5～7 mm，宽2～3 mm，有不明显棱线，两侧压扁，浅褐色，有深褐色斑点，顶端有刚毛状冠毛，长约4 mm。花、果期

6~9月。

▶**生镜分布**　生于山坡草地、路边、林边、荒地、河边湿地或栽培。分布于全国各省（区）；欧亚大陆也有分布，世界各地多有栽培。

▶**采收加工**　秋季采摘头状果序，晒干，打出果实，再晒干。夏、秋季采茎、叶，鲜用。用时分别洗净，茎、叶切碎。

▶**性味功效**　辛、苦，寒。疏散风热，宣肺透疹，消肿解毒。

▶**用量**　果实：6~12 g。茎、叶：30~60 g，外用适量。

▶**验方**　1. 湿疹：①鲜牛蒡茎、叶60 g。水煎内服；另取鲜牛蒡茎、叶适量，水煎浓汤，外洗患处，每日3次。②鲜牛蒡茎叶、鲜墨旱莲、鲜豨莶草各适量。水煎浓汤，加入白矾少许调匀，外洗患处，每日3次。

2. 荨麻疹：牛蒡子、防风、荆芥、连翘、山楂各10 g，赤芍6 g，升麻3 g，甘草5 g。水煎服，每日1剂。

3. 痄腮、丹毒：牛蒡子、荆芥、防风、蝉蜕各3 g，连翘10 g。水煎服，每日1剂。

毛 赪 桐

▶**来源**　马鞭草科植物灰毛大青 *Clerodendrum canescens* Wall. 的全株。

▶**形态**　灌木，高1~3 m。嫩枝略呈四棱形，密生开展长柔毛。单叶对生；叶片心形或宽卵形，长6~18 cm，宽4~1.5 cm，两面均有长柔毛，叶脉上的毛较密。花白色或淡红色；聚伞花序密集成头状，通常2~5枝生于枝顶；苞片叶状，卵形或椭圆形，长0.5~2.5 cm；花萼由绿色变红色，长约1.3 cm，边缘重叠，外面无盘状腺状，有少数腺点，5深裂，裂片卵形或宽卵形；花冠管长约2 cm，外面有腺毛或柔毛，顶部5裂，裂片倒卵状长圆形，长约5 mm；雄蕊4枚，伸出花冠

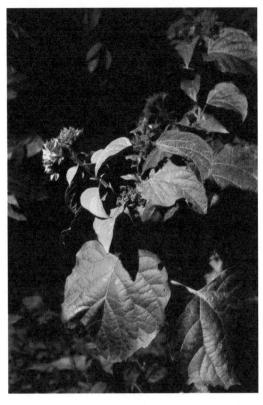

外。核果近球形，成熟时深蓝色或黑色，藏于红色的宿存萼内，宿存萼长于果实。花、果期4～10月。

▶**生境分布** 生于山坡路边、林边、疏林中、灌丛中。分布于浙江、江西、福建、台湾、湖南、广东、广西、海南、四川、贵州、云南等省（区）；越南、印度等地也有分布。

▶**采收加工** 夏、秋季采收，除净杂质，鲜用或晒干。用时洗净，切碎。

▶**性味功效** 淡，平。活血消肿，祛风止痒。

▶**用量** 外用适量。

▶**验方** 1. 皮肤过敏瘙痒：①鲜毛赪桐适量。水煎浓汤，外洗患处，每日2～3次。②毛赪桐、漆大姑（大戟科）、鲜鸡毛各适量。水煎浓汤，待冷，浸洗患处5～10分钟，每日2～3次。

2. 漆疮（漆过敏）：①毛赪桐、杉木皮（杉科）、漆大姑各等量。水煎浓汤，待冷，浸洗患处5～10分钟，每日2～3次。②毛赪桐、银杏叶（银杏科）各适量。水煎浓汤，外洗患处，每日2～3次。

毛 麝 香（黑头茶、毛射香）

▶**来源**　玄参科植物毛麝香 *Adenosma glutinosum* （L.）Druce 的全草。

▶**形态**　一年生直立草本，高30～100 cm。全株干时变黑色。茎中空，上部四方形，下部圆柱形，密生长柔毛和腺毛，用手触之有黏质感。单叶对生；叶片披针状卵形或宽卵形，长2～10 cm，宽1～5 cm，先端尖，基部截形、楔形或浅心形，边缘有锯齿，两面均有平伏长柔毛，下面有黄色腺点，腺点脱落后有褐色凹窝；叶柄长3～20 mm，揉之有香气。花紫红色或蓝紫色，长9～28 mm；单朵生于叶腋或集成顶生总状花序；花梗长5～15 mm；花萼长7～13 mm，有柔毛、腺毛和腺点，5深裂；花冠筒状，5裂呈唇形，上唇微凹，下唇3裂，偶有4裂，裂片全缘或微凹；雄蕊4枚，内藏。蒴果卵形，有2纵沟，长5～10 mm，宽3～6 mm，先端有喙，包于宿存花萼内。种子多数，长圆形，有网纹。花、果期7～10月。

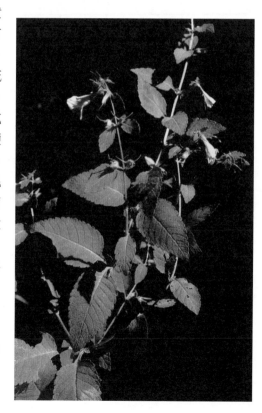

▶**生境分布** 生于荒山坡、林边、疏林下湿润处、路边、草地。分布于我国江西、福建、台湾、广东、广西、海南、云南等省（区）；南亚、东南亚及大洋洲各地也有分布。

▶**采收加工** 夏、秋季采收，除去杂质，阴干。用时洗净，切碎。

▶**性味功效** 辛、苦，温。祛风止痒，散瘀消肿。

▶**用量** 外用适量。

▶**验方** 1. 湿疹，荨麻疹：①鲜毛麝香适量。捣烂，外敷患处，每日2～3次。②毛麝香、苍耳草（菊科）、金银花藤（忍冬科）、千里光（菊科）各适量。水煎浓汤，加入枯矾30 g调匀，外洗患处，每日2～3次。③毛麝香、一点红、马缨丹、飞扬草、千里光各适量。水煎浓汤，外洗患处，每日3次。

2. 沙虫脚：毛麝香适量。水煎浓汤，浸洗患处约10分钟，每日3次。

3. 癣：毛麝香根皮30 g，酸醋30 ml。将毛麝香根皮研细粉，用酸醋调成糊状，外搽患处，每日数次。

4. 稻田皮炎：毛麝香、穿心莲（爵床科）、墨旱莲（菊科）、飞扬草（大戟科）、漆大姑（大戟科毛果算盘子）、鬼画符叶（大戟科）各等量。将前2味药研细粉，其他4味药水煎浓汤，以500 g药量煎成500 ml药液为宜，去渣过滤，加入前2味药粉煎片刻，取药液涂患处，每日4～5次。

乌 柏 叶 （白乌桕叶）

▶**来源** 大戟科植物乌桕 *Sapium sebiferum.*（L.）Roxb. 的叶或嫩枝叶。

▶**形态** 乔木，高达15 m。新鲜叶柄及嫩枝折断时有白色乳状汁液。嫩枝无毛。树皮暗灰毛，粗糙纵裂。单叶互生；叶片菱形或菱

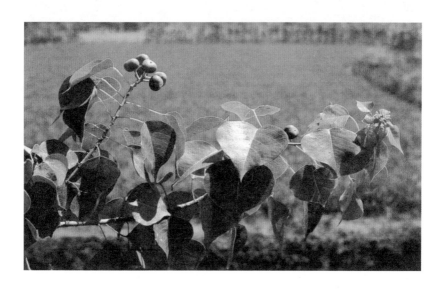

状卵形，长3～8 cm，宽3～9 cm，边缘全缘，两面均无毛，秋后渐变红色而脱落；叶柄长2～6 cm，顶端有2枚腺体；托叶小。花小，淡黄色，单性，雌雄同株；总状花序顶生，长6～12 cm，下垂，雄花生于花序轴上部，或有时整个花序全为雄花，雌花生于花序轴下部；雄花：花萼杯状，3浅裂，雄蕊2枚，极少数为3枚；雌花：花萼3深裂；子房3室；花柱3枚，基部合生。蒴果近球形，成熟时黑色，直径1～1.5 cm，内含3粒种子。种子扁球形，黑色，长约8 mm，宽约7 mm，外面包有1层白色蜡质的假种皮。花期4～8月，果期7～11月。

▶**生境分布** 生于旷野、疏林、沟边、河边、池塘边、村边，或栽培。分布于我国陕西、甘肃、河南、山东、江苏、浙江、江西、安徽、福建、台湾、湖北、湖南、广东、广西、海南、四川、贵州、云南等省（区）；越南、印度、日本等地也有分布，欧洲、美洲、非洲有栽培。

▶**采收加工** 夏、秋季采收，鲜用或晒干。用时洗净，切碎。

▶**性味功效** 苦，寒；有毒。杀虫止痒，解毒。

▶**用量** 外用适量。

▶验方 1.湿疹，过敏性痒疹，顽固性皮炎：乌桕叶、一点红（菊科）、鸡矢藤（茜草科）各适量。水煎浓汤，外洗患处，每日数次。

2.脓疱疮：鲜乌桕叶、鲜金银花叶、鲜过塘蛇（柳叶菜科水龙）各适量，红糖少量。共捣烂，外敷患处，每日1次。

3.阴囊湿疹：鲜乌桕叶适量。水煎浓汤，熏洗患处，每日1次。

4.足癣：鲜乌桕叶适量，食盐少许。共捣烂，外敷患处；或鲜乌桕叶适量，水煎浓汁涂搽患处。

5.皮脂溢性皮炎（头发蛇）：鲜乌桕嫩叶芽60 g，明矾10 g。水煎，外洗患处；或乌桕嫩叶芽30 g，明矾10 g。共研细粉，布包浸米醋，外搽患处。

6.沙虫脚、汗斑：鲜乌桕叶适量。捣烂浸90%酒精（乙醇）24小时后，外搽患处。

7.急性湿疹：鲜乌桕叶、鲜大叶桉叶、鲜白花草（菊科藿香蓟）、鲜九里香叶（芸香科）、鲜路边青叶（马鞭草科大青）各500 g。水煎浓汤，湿敷患处，每日3～4次；用药1～2天后，另取九里香叶、乌桕叶、马缨丹叶（马鞭草科）各等量。共研细粉，用茶油调成糊状涂患处。

8.慢性湿疹：乌桕叶、大叶桉叶、白花草、马缨丹叶各等量。共研细粉，用茶油调成糊状外涂患处，每日2次。

凤仙花叶（指甲花叶、凤仙叶）

▶来源 凤仙花科植物凤仙花 *Impatiens balsamina* L. 的叶。此外，花（凤仙花）也入药。

▶形态 一年生直立草本，高30～8 cm。茎近肉质，光滑无毛。单叶互生；叶片披针形，长4～10 cm，宽1～3 cm，边缘有锯齿，两面均无毛；叶柄长1～3 cm，两侧常有数枚腺体。花白色、红色、紫色、粉红色、紫红色或杂色等，单朵或数朵簇生于叶腋；花萼3片，中间一

片呈囊状突出；花瓣
5片，或重瓣；雄蕊5
枚，花丝上部连合，花
药黏合。蒴果椭圆形或
纺锤形，密生短柔毛，
成熟时淡黄色，开裂成
5瓣，将种子弹出。种
子椭圆形或卵圆形，
长2～3 mm，宽1.5～
2.5 mm，表面粗糙，
有稀疏的白色或浅黄棕
色小点。花期6～8月，
果实成熟期9月。

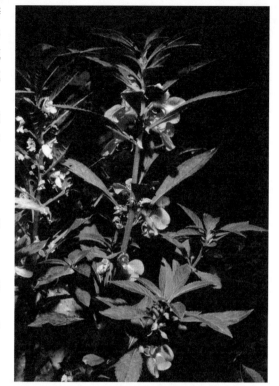

▶**生境分布**　栽培
植物。全国各省（区）
均有栽培，多栽培于
庭院。

▶**采收加工**　叶：
夏、秋季采收，多鲜
用。花：于6～7月采收，鲜用或晒干。用时洗净，叶切碎。人们习惯
采白色的花入药。

▶**性味功效**　叶：苦、微涩，温；有小毒。祛风，活血，消肿，
止痛。花：甘、微苦，温；有小毒。解毒生肌，杀菌，消炎。

▶**用量**　3～6 g。外用适量。

▶**禁忌**　孕妇忌服。

▶**验方**　1.脓疱疮（黄水疮）：鲜凤仙花叶250 g。捣烂，调酸醋
适量，外搽患处，每日2次。

2.手足癣脱屑，干裂：①白花凤仙花、皂角各30 g，花椒15 g。共
放入酸醋内浸泡过药面，浸渍1日后，外用泡患病手足，每晚临睡前泡

20分钟，连续用药7日为1个疗程。②白花凤仙花30 g，酸醋250 ml。将凤仙花放入酸醋内浸泡1～2日，外用泡患病手足，每晚临睡前泡20分钟，连续用药7日为1个疗程。

3. 鹅掌风（千层癣）：鲜白花凤仙花叶（或花或带根全株）200 g，白矾120 g。共捣烂，加酸醋250 ml调匀，外搽患处，每晚临睡前搽敷1次。

4. 甲沟炎：鲜凤仙花叶（或白花凤仙花）适量，黄糖（红糖）少量。共捣烂，外敷患处。

5. 荨麻疹，过敏性皮炎：鲜白花凤仙花10余朵，与鸡蛋1个共炒熟吃。

6. 指甲烂（生癣）：鲜白花凤仙花适量。捣烂，外敷患处，每日2～3次。

7. 流火（下肢丹毒）：①鲜凤仙花叶（或全株）适量。捣烂敷患处或绞取自然汁外涂患处。②鲜凤仙花叶（或全株）200 g，紫苏30 g。水煎浓汤，外洗或熏洗患处，每日2～3次。

六 棱 菊（六耳棱）

▶来源　菊科植物六棱菊 *Laggera alata*（D. Don）Sch.-Bip.ex Oliv. 的全草。

▶形态　多年生直立草本，高50～100 cm。茎密生淡黄色腺状柔毛，有4～6条狭翅，翅宽2～5 mm，翅边无齿。单叶互生，无柄；叶片长圆形或匙状长圆形，长3～10 cm，宽1～2.5 cm，边缘有疏齿，两面均有贴生柔毛和头状腺毛，先端钝，基部渐狭，沿茎下延成茎翅。花淡紫色或淡红色；头状花序多数，近钟形，直径约1 cm，下垂，排成总状圆锥花序；花序梗密生腺状短柔毛；总苞片背面有疣状腺体和扭曲的腺状短柔毛；花托秃裸；全为管状花，花冠管5浅裂；雄蕊5枚，花药连合。瘦果圆柱形，有10棱，有疏柔毛，顶端有白色冠毛，易脱落。花、果期10月至次年2月。

▶**生境分布**　生于平地、草地、路边、旷野、山坡向阳处。分布于我国中南、西南等省（区）及福建、台湾、安徽等地；中南半岛及菲律宾、印度、印度尼西亚、斯里兰卡、非洲南部等地也有分布。

▶**采收加工**　夏、秋季采收，除去杂质，鲜用或晒干。用时洗净，切短段。

▶**性味功效**　苦、辛，微温。祛风燥湿，消肿，止痒。

▶**用量**　10～15 g。外用适量。

▶**验方**　湿疹：①鲜六棱菊适量。水煎浓汤，外洗患处，每日3次。②六棱菊适量。水煎浓汤，外洗患处；并用六棱菊叶适量研细粉撒患处，每日2～3次。③六棱菊、千里光（菊科）、马缨丹（马鞭草科）、飞扬草（大戟科）各等量。水煎浓汤，外洗患处或全身，每日1～2次。④六棱菊、漆大姑（大戟科毛果算盘子）、千里光、大叶桉叶（桃金娘科）各150 g。水煎浓汤，外洗患处或全身，每日2～3次；并取六棱菊、大叶桉叶、马缨丹、飞扬草、大风艾（菊科）各15 g。水煎分2次服。

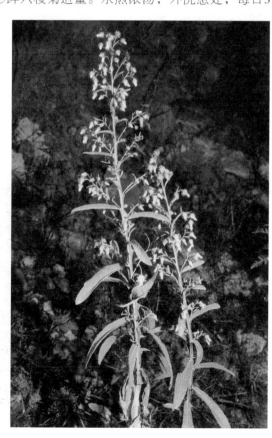

水 杨 梅

▶来源　茜草科植物细叶水团花 *Adina rubella* Hance 的地上部分或全株。

▶形态　常绿灌木，高1～2 m。嫩枝通常红褐色，有毛，老枝无毛。单叶对生；叶片卵状披针形，长3～4 cm，宽1～2 cm，先端尖，基部宽楔形，边缘全缘，上面无毛或中脉有疏短柔毛，下面沿叶脉有疏毛；叶柄极短；托叶2深裂，裂片披针形。花白色或红褐色；头状花序球形，直径1.5～2 cm，通常单个生于枝顶；总花梗长2～3 cm，有毛；花萼5裂；花冠5裂；雄蕊5枚。蒴果楔形，长约4 mm。花、果期6～10月。

▶生境分布　生于溪边、河边灌丛中、山谷、山沟湿地上。分布于我国江苏、浙江、江西、安徽、福建、台湾、湖南、广东、广西、

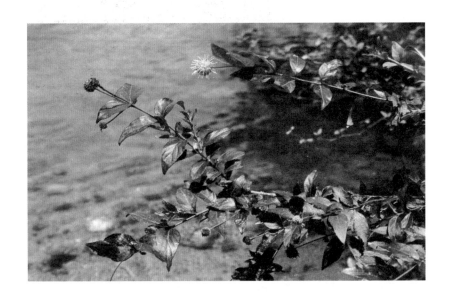

海南、四川、贵州、云南等省（区）；越南、朝鲜等地也有分布。

▶**采收加工**　夏、秋季采收，除去杂质，晒干。用时洗净，切碎。

▶**性味功效**　苦、涩，凉。清热利湿，祛风止痒。

▶**用量**　外用适量。

▶**验方**　1.小儿湿疹：水杨梅根、黄芩各15 g。水煎浓汤，待冷搽患处，每日数次。

2.湿疹：①水杨梅、三角泡（无患子科）、扛板归（蓼科）各等量。共研细粉备用。同时另取鲜水杨梅、鲜三角泡、鲜扛板归各适量（无鲜品也可用干品）。水煎浓汤，外洗患处后，再用上药粉撒于患处，每日2次。②水杨梅、三角泡、扛板归各2份，红乌桕（或乌桕）叶、苦楝树嫩叶、葫芦茶各1份。共研细粉备用。如湿疹分泌物多者，用上药粉撒患处；如患部干燥者，用上药粉调茶油外涂患处，或取上6味药水煎浓汤外洗患处后，再用上药粉撒于患处，每日1次。

3.过敏性皮炎，湿疹：水杨梅、红乌桕（或乌桕）树皮及叶、白花草各30 g，白花丹（白花丹科或兰雪科）、了哥王（瑞香科）各15 g。水煎浓汤，外洗患处，早、晚各洗1次。

4.皮癣，湿疹：①水杨梅适量。水煎浓汤，外洗患处，每日数次。②水杨梅、乌桕叶、鬼画符叶、马缨丹叶、苦楝根皮各适量。水煎浓汤，去渣，加入白矾3 g调匀，外洗患处。

艾　叶（家艾叶、艾）

▶**来源**　菊科植物艾蒿 *Artemisia argyi Lévl.et* Vant.的叶及带叶嫩枝。

▶**形态**　多年生直立草本，高50～120 cm。茎有细纵棱和蛛丝状柔毛。嫩枝叶揉烂有浓烈香气。单叶互生；茎中部叶片卵形或三角状卵形，长5～8 cm，宽4～7 cm，羽状深裂或半裂，每侧裂片2～3片，裂片卵形或披针形，长2.5～5 cm，宽1.5～2 cm，边缘有1～2枚缺齿，上面有灰白色短柔毛和腺点及小凹点，下面密生灰白色蛛丝状柔毛；

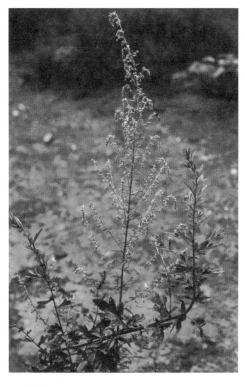

茎上部叶片3裂或不裂。花紫红色或黄褐色；头状花序椭圆形，长2.5～3 mm，无柄或近无柄，排成穗状或复穗状花序生于枝顶；全为管状花；花冠管5裂；雄蕊5枚，花药连合。瘦果长圆形，顶端无冠毛。花、果期7～10月。

▶**生境分布** 生于旷野平地、荒地、沟边、路边、山坡湿润草地、森林草原及草原地区。除极干旱和高寒山区外，我国各省（区）均有分布；蒙古、俄罗斯远东地区、朝鲜等地也有分布。

▶**采收加工** 夏季花未开时采收，除去杂质，阴干或鲜用。

▶**性味功效** 辛、苦，温；有小毒。温经止血，祛风止痒。

▶**用量** 外用适量。

▶**验方** 1.皮炎，湿疹：艾叶适量。水煎浓汤，外洗患处，每日数次。

2.皮肤瘙痒症：艾叶100 g，防风60 g，花椒、雄黄各6 g。前3味药水煎浓汤，去渣，加入雄黄调匀，外洗患处，每日数次。

3.湿疹，足癣；艾叶、五指风（马鞭草科黄荆或牡荆嫩枝叶）、土荆芥（藜科）各适量。水煎浓汤，外洗或浸洗患处，每日数次。

4.体癣：鲜艾叶适量。搓揉成团，外搽患处，搽至患部感到灼热为止，每日搽2～3次，至愈为止。

龙 眼 叶（龙眼树叶）

▶**来源**　无患子科植物龙眼 *Dimocarpus longan* Lour. 的叶，此外，种子（龙眼核）也入药。

▶**形态**　常绿乔木。树皮粗糙，成小薄片脱落。小枝灰褐色，密生锈色短柔毛。双数羽状复叶互生，有小叶2～5对，小叶互生或近对生；小叶片长椭圆形，长3～15 cm，宽2～4 cm，先端尖，基部偏斜，边缘全缘，两面均无毛，下面粉绿色。花小，黄白色；圆锥花序顶生或腋生，花序梗有锈色星状毛；花萼5深裂，有锈色星状毛；花瓣5片，内面有毛；雄蕊通常8枚。核果圆球形，成熟时外果皮黄褐色，稍粗糙，略有微隆起的瘤状凸起，直径1.5～2 cm，内有白色肉质半透明的假种皮（俗称龙眼肉）。种子1颗，圆球形，黑褐色，光滑。花期3～4月，果实成熟期7～8月。

▶**生境分布**　栽培植物。福建、台湾、广东、广西、海南、云南等省（区）有栽培；亚洲南部和东南部各地也有栽培。

▶**采收加工**　叶：全年可采，鲜用或晒干。种子于7～8月果实成熟时，除去果肉（假种皮）后，收集种子，晒干。用时洗净，叶切碎，种子捣碎。

▶**性味功效**　叶：苦，寒。清热，凉血，燥湿止痒。种子：涩，平。收敛止血，杀菌止痒。

▶**用量**　外用适量。

▶**验方**　1. 皮肤起红疹、瘙痒，或搔破后渗淡黄水：①龙眼叶500 g，黄泥土1 000 g。先把黄泥土加入清水搅匀至浑浊，待澄清后，取水去泥，即得黄泥水。龙眼叶另外加水煎取浓汤，去渣，冲入黄泥水，外洗全身。一般洗2次即愈。②鲜龙眼叶、鲜大叶桉叶各等量。水煎浓汤，外洗患处，每日2次。

　2. 湿疹：①龙眼叶、岗松各等量。水煎浓汤，外洗患处。②龙

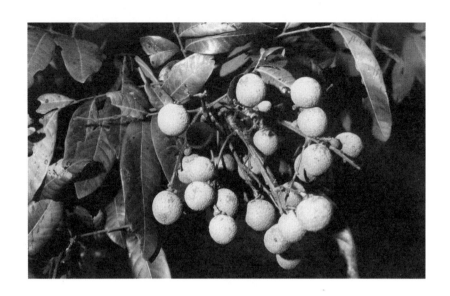

眼叶、鲜松树叶（松针）各适量。水煎浓汤，外洗患处。③龙眼叶、青蒿、半边莲（桔梗科或半边莲科）、苍耳草各适量。水煎浓汤，外洗患处，每日2～3次。④龙眼叶、苍耳草各等量。水煎浓汤，外洗患处，每日2次。

3. 沙虫脚：①龙眼核适量（烧灰存性）。研末，用茶油调匀，外搽患处，每日数次。②龙眼叶、乌桕叶各等量。水煎浓汤，外浸洗患处，每日数次。

4. 癣：龙眼核适量（去外层黑壳）。用酸醋磨浓汁，外涂搽患处，每日数次。

5. 全身瘙痒症：龙眼叶适量。水煎浓汤，加入生盐100 g溶化后，外洗全身，每日1～2次。

白矾（明矾）

▶**来源**　原矿物为明矾石 Alunite。

▶**性状**　三方晶系。通常呈细粒状、土状或致密块状。无色或白色，常带浅灰色、浅黄色、浅红色或浅褐色。玻璃光泽。解理面上有时略带珍珠光，块状者光泽暗淡或微带蜡样光泽。透明至半透明。硬度3.5～4.0。比重2.6～2.8。性脆易碎。不溶于酒精，易溶于水，尤易溶于热水。以色白、透明、质硬而脆，整齐无杂质者为佳。

▶**产地**　分布于黑龙江、甘肃、浙江、山西、安徽、湖北、广西等省（区）。

▶**采收加工**　采得后，把明矾石打碎，放在锅内，加入清水，使明矾溶解于水中，其溶液用滤纸进行过滤，倒入蒸发器内蒸发，使成结晶。

▶**性味功效**　酸、涩，寒；有毒。燥湿，杀虫，止痒，蚀恶肉。

▶**用量**　1～1.5 g，外用适量。

▶**禁忌**　阴虚无湿热者忌内服。内服大剂量白矾可引起口腔及喉头烧伤、呕吐、虚脱，甚至死亡。

▶**验方**　1. 遍身生癣：白矾（研细粉）、羊蹄根（蓼科）（捣碎成细粉）各适量。用酸醋调匀，外搽患处。

2. 头癣（秃疮）：白矾、侧柏叶各60 g，冰片1 g。共研细末，用鸡蛋清调匀，外搽患处。

3. 湿疹，黄水疮：①白矾、面碱各10 g。用水将上2味药冲化，取药液外洗患处，每日2～3次。②白矾、冰片各3 g，松香15 g，黄豆萁（黄豆豆荚）少许（煅灰）。共研细末，用麻油调匀，外搽患处。

4. 稻田皮炎：①白矾、早籼稻草各适量。取稻草切碎，加水煮沸30分钟，用前10分钟加入白矾待溶化，取药液外洗患处。②白矾100 g，五倍子250 g（捣碎）。加入白酒1000 ml浸泡2日，过滤，取药

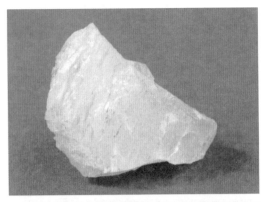

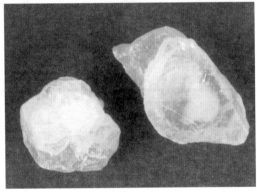

液外搽患处，每日3～4次。

5．漆疮（漆性皮炎）：白矾15 g，苍耳草适量。先将苍耳草加水煎取浓汤，然后加入白矾待溶化，外洗患处。

6．荨麻疹（风疹块）：白矾、食盐各15 g，芝麻梗适量。先将芝麻梗加水煎取浓汤，然后加入白矾和食盐，趁热外搽洗患处。

7．汗斑：①白矾、青矾各15 g，胆矾10 g。冲水外洗患处。②白矾、青矾、雄黄、密陀僧各适量。共研细末，外搽患处。

8．千层癣（鹅掌风）：①白矾15 g，芒硝30 g，白花草（菊科）500 g。水煎。外洗患处。②白矾120 g，开白花的凤仙花2株（带根）。加入酸醋250 ml，共捣烂外搽患处，每晚临睡前搽敷1次。

9．疥疮：白矾、盐卤、花椒各适量。用洗米水煎汤，外洗患处。

10．湿疹：白矾、芒硝各15 g（分别研细粉），鲜白花草（菊科）、鲜大叶桉叶（桃金娘科）各等量。先将后2味药水煎浓汤，去渣，加入前2味药粉调匀，外洗患处，每日2次。

白 花 丹（白雪花）

▶**来源**　白花丹科植物白花丹 *Plumbago zeylanica* L. 的全草。

▶**形态**　直立或蔓生性草本，高1～3 m。茎圆柱形，无毛，有细纵槽，节有紫红色环纹，髓部白色，疏松。单叶互生；叶片卵形或卵状长圆形，长4～10 cm，宽2～5 cm，边缘全缘或微波状，两面均无毛；叶柄短，基部扩大而抱茎，有2枚易脱落的叶耳状附属物。花白色；穗状花序顶生或腋生，花序轴有具柄的头状腺毛；花萼管状，长约1 cm，有5棱，密生具柄腺毛，用手触之有黏性；花冠高脚碟状，长约2 cm，5裂，裂片倒卵形，平展；雄蕊5枚。蒴果膜质，包藏于宿存萼内。花期10月至次年3月，果期12月至次年4月。

▶**生境分布**　生于村边、沟边、山间路边、林边、灌丛中。分布于我国福建、台湾、广东、广西、海南、四川、贵州、云南等省（区）；东南亚和南亚各地也有分布。

▶**采收加工**　全年可采收，除去杂质，鲜用或晒干。用时洗净，切段捣烂。

▶**性味功效**　辛、苦、涩、温；有毒。祛风，杀虫，散瘀消肿。

▶**用量**　外用适量。

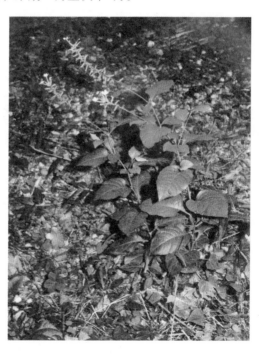

▶**禁忌** 孕妇忌服。本品有毒，内服须久煎3～4小时以上。一般外敷不宜超过半小时，局部有灼热感即除去。

▶**验方** 1.湿疹：白花丹、羊角扭（夹竹桃科）全株、南蛇勒（芸实科或豆科）全株、椿芽木树皮（楝科香椿）各等量。共研细粉，加入白矾粉和凡士林各适量调匀，外涂患处，每日数次。

2.神经性皮炎：鲜白花丹适量。捣烂外敷患处15分钟，每隔7日敷1次，至愈为止。

3.顽癣：鲜白花丹适量。取叶或根加入黄糖少许，共捣烂敷患处，敷药10～15分钟后待有灼痛感即速去药，隔日敷1次，至愈为止。

白 花 草（白花臭草、胜红蓟）

▶**来源** 菊科植物藿香蓟 *Ageratum conyzoides* L. 的全草。

▶**形态** 一年生直立草本，通常高15～50 cm。全株揉之有特殊臭气。茎圆柱形，有开展长柔毛。单叶对生，有时上部互生；叶片卵形、长圆形或三角状卵形，长3～8 cm，宽2～5 cm，边缘有圆锯齿，两面均有柔毛。花小，白色或浅蓝色；头状花序排成伞房状，顶生；总苞钟状，宽约5 mm；总苞片2层，长圆形或披针状长圆形，长3～4 mm，外面有疏毛；全为管状花，花冠管外面有微毛，5齿裂；雄蕊5枚，花药连合。瘦果黑褐色，圆柱状，有5条纵棱，长约1.5 mm，有稀疏柔毛，顶端冠毛5～6枚，膜片状，长1.5～3 mm。花、果期几乎全年。

▶**生境分布** 生于空旷荒地、田边、沟边、路边、村旁、草地上。分布于我国江西、福建、台湾、江苏、浙江、安徽、湖南、广东、广西、海南、四川、贵州、云南等省（区）；越南、老挝、柬埔寨、印度、印度尼西亚以及中南美洲、非洲等地也有分布。

▶**采收加工** 夏、秋季采收，除去杂质，鲜用或晒干。用时洗净，切短段。

▶**性味功效** 微苦，凉。祛风清热，止血，止痒，消肿。

▶**用量** 15～30 g。外用适量。

▶**验方** 1. 千层癣（鹅掌风）：①白花草500 g，芒硝30 g，白矾15 g。先将白花草水煎浓汤，去渣，再加入芒硝、白矾，外洗患处。②白花草30 g，五指风（马鞭草科黄荆或牡荆）、胆矾各100 g，芒硝30 g，苍术15 g。水煎浓汤，外洗患处。

2. 沙虫脚：①鲜白花草适量，生盐少许。共捣烂外敷患处。②鲜白花草适量。捣汁外涂患处。

3. 湿疹：①白花草、马缨丹、千里光、大叶桉叶、了哥王（瑞香科）、漆大姑

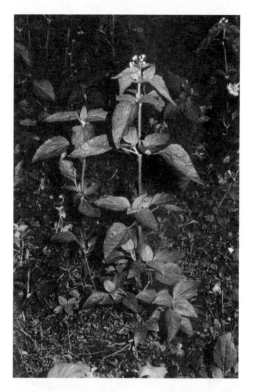

（大戟科）、飞扬草各150 g。水煎浓汤，外洗患处，每日2～3次；另取白花草、大叶桉叶、大风艾（菊科）、马缨丹、六棱菊（菊科）各30 g。水煎服。②鲜白花草适量。捣烂敷患处或水煎浓汤，外洗患处。

4. 急性湿疹：鲜白花草、鲜大叶桉叶、鲜乌桕叶、鲜九里香（芸香科）、鲜路边青（马鞭草科）各500 g。水煎浓汤，湿敷患处，每日3～4次。用药1～2天后，再用马缨丹、九里香各等量，共研细粉，茶油调成糊状涂搽患处，每日2次。

5. 慢性湿疹：白花草适量。水煎浓汤，外洗患处；另取白花草、马缨丹、乌桕叶、大叶桉叶各等量。共研细粉，用茶油调成糊状，涂搽患处，每日2次。

白 饭 树 (鱼眼木)

▶**来源** 大戟科植物白饭树 *Flueggea virosa* （Roxb.ex Willd.）Baill. 的全株。

▶**形态** 无刺灌木，高1～3 m，全株无毛。嫩枝圆柱状，有细的纵槽棱。单叶互生；叶片椭圆形、长圆形或倒卵形，长2～5 cm，宽1～3 cm，先端钝而有小突尖，基部狭，边缘全缘，下面白绿色；叶柄长2～9 mm；托叶披针形，长1.5～3 mm。花小，淡黄色，无花瓣，雌雄异株，多朵簇生于叶腋；雄花：萼片5片；雄蕊5枚；雌花：1～3朵簇生，有时单生，萼片5片；花柱3枚，分离。蒴果浆果状，近圆球形，肉质，直径3～5 mm，成熟时果皮淡白色或乳白色，不开裂。种子栗褐色，无毛，有小疣状突起及网纹。花期3～8月，果期7～12月。

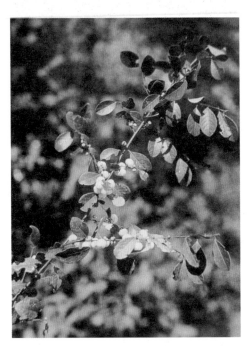

▶**生境分布** 生于山坡、路边、沟边、河边、旷野灌丛中。分布于我国江苏、浙江、江西、安徽、福建、台湾、湖南、广东、广西、海南、贵州、四川、云南等省（区）；非洲、大洋洲、亚洲东部及南部各地也有分布。

▶**采收加工** 全年可采，多鲜用或晒干。用时洗净，切碎。

▶**性味功效** 苦、微

涩，凉；有小毒。祛风止痒，杀虫，敛疮。

▶**用量** 外用适量。

▶**验方** 1.湿疹：①白饭树、扛板归（蓼科）、漆大姑（大戟科）、千里光（菊科）各等量。水煎浓汤洗患处。②白饭树适量。水煎洗患处。

2.脓疱疮：①白饭树、地菍（野牡丹科）、节节花（茜草科耳草）、余甘子（大戟科）、红乌桕枝叶（大戟科）、盐肤木根（漆科）各适量。水煎浓汤洗患处。②白饭树适量。水煎洗患处。

白毛鸡矢藤（狗屁藤）

▶**来源** 茜草科植物白毛鸡矢藤 *Paederia pertomentorsa* Merr. ex Li 的全草。

▶**形态** 草质藤本。揉之有强烈臭气。茎、枝圆柱形，密生短绒毛。单叶对生；叶片卵状椭圆形或长圆状椭圆形，长6～11 cm，宽2.5～5 cm，边缘全缘，上面有疏柔毛或近无毛，下面密生白色绒毛；叶柄长2～5 cm，有短柔毛；托叶三角形，脱落。花紫色；聚伞圆锥花序腋生或顶生，长15～30 cm，密生短柔毛，着生于中轴上的花密集成伞式，彼此相距1～3 cm，近轮生，有短梗；萼管密生绒毛，5裂，裂片三角形，内面无毛；花冠管长约

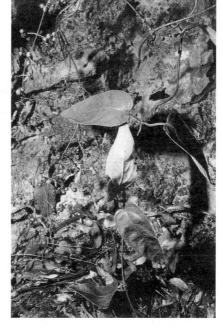

5 mm，外面密生短柔毛，5裂，裂片卵形，长约1 mm；雄蕊5枚，内藏。果实近球形，成熟时淡黄色或禾草色，直径约5 mm，光滑无毛，顶端有宿存的萼裂片，成熟时分为2个小坚果；小坚果半球形，直径约3 mm，黑色，边缘无翅。花、果期6～11月。

▶**生境分布** 生于山谷、山坡灌丛中、矮树林内，石灰岩山地多见。分布于江西、福建、湖南、广东、广西等省（区）。

▶**采收加工** 夏、秋季采收，除去杂质，鲜用或晒干。用时洗净，切碎。

▶**性味功效** 甘、涩，平。除湿，止痒，消肿，解毒。

▶**用量** 外用适量。

▶**验方** 1.带状疱疹：①鲜白毛鸡矢藤茎、叶适量。捣烂，外搽患处，每日数次。②白毛鸡矢藤根适量。磨雄黄酒（雄黄粉与烧酒调匀），取药液外搽患处，每日数次。

2.神经性皮炎，湿疹，全身瘙痒：鲜白毛鸡矢藤嫩芽枝叶适量。捣烂，外搽患处约5分钟，每日2～3次。

白花蛇舌草（蛇舌草、蛇利草）

▶**来源** 茜草科植物白花蛇舌草 *Hedyotis diffusa* Willd. 的全草。

▶**形态** 一年生披散草本。茎纤细，圆柱形，无毛，分枝多，基部卧地，上部斜升，通常高10～20 cm。单叶对生，无柄；叶片条形，长1～3 cm，宽1～3 mm，边缘全缘，两面均无毛，仅有1条中脉；托叶长1～2 mm，基部合生，顶端芒尖。花小，白色，单朵或2朵生于叶腋，花梗长2～5 mm，少数长达10 mm；花萼管球形，顶部4裂，裂片长约2 mm，无毛；花冠筒状，无毛，长约3 mm，顶部4裂，裂片长约2 mm；雄蕊4枚。蒴果扁球形，直径2～3 mm，无毛，顶部有宿存的萼裂片。种子细小，淡棕黄色。花期6～8月，果期7～10月。

▶**生境分布** 生于水田田埂、湿润的空旷地、路边及草地的潮湿

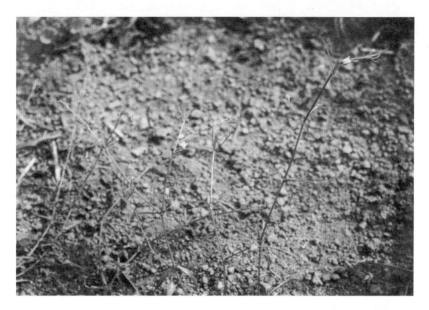

处、园边、水沟边。分布于我国江苏、浙江、江西、安徽、福建、台湾、湖北、湖南、广东、广西、海南、四川、贵州、云南等省（区）；亚洲热带其他地区也有分布。

▶**采收加工** 夏、秋季采收，除去杂质，洗净，鲜用或晒干。用时洗净，切碎。

▶**性味功效** 淡、甘、凉。清热利尿，抗菌消炎，凉血解毒。

▶**用量** 30～60 g；外用适量。

▶**验方** 1. 小儿白疱疮、黄水疮：①鲜白花蛇舌草适量（干品也可）。水煎浓汤，外洗患处，每日2次。②鲜白花蛇舌草30 g，捣烂，加洗米水（米泔水）少量调匀取汁，外涂患处，每日2次。③白花蛇舌草30 g（研细粉），雄黄（研细粉）、铜绿（又名铜青）各10 g（研细粉），冰片3 g（研细粉）。上药共混合调匀，每次用药粉6 g，大米浆30 g（大米用清水浸透后，取出擂成米浆）调匀，外涂患处，每日2～3次。④白花蛇舌草、千里光各30 g，苦李根50 g。水煎浓汤，外洗患处，每日2～3次。⑤白花蛇舌草15 g（研粉），雄黄10 g（研粉），樟

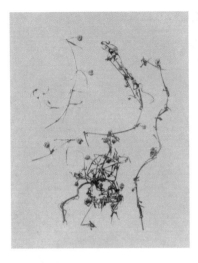

脑3 g。共研细末，大米浆调匀，外搽患处。

2．汗斑（花斑癣）：①鲜白花蛇舌草100 g，煤油60 ml。将白花蛇舌草捣烂，加入煤油调匀，外搽患处，每日2次。②鲜白花蛇舌草、煤油各适量。将白花蛇舌草捣烂，用煤油浸泡过药面，浸泡12小时后，取药油外涂患处，每日2～3次。

3．湿疹：白花蛇舌草、五指风（马鞭草科黄荆或牡荆的嫩枝叶）各等量，白矾、芒硝各15 g（分别研细粉）。将前2味药水煎浓汤，去渣，加入后2味药粉调匀，外洗患处，每日2次。

4．尖锐湿疣：白花蛇舌草60 g，毛冬青、马齿苋、紫草各30 g。水煎服；同时取上药各等量，水煎浓汤外洗患处。

地 胆 草（草鞋根、地胆头）

▶来源　菊科植物地胆草 *Elephantopus scaber* L. 的全草。

▶形态　多年生草本，高20～50 cm。主根粗短，侧根较多。茎二歧分枝，有贴生长硬毛。单叶，基生叶莲座状，贴近地面，花期仍生存（不枯萎）；叶片匙形或倒披针状匙形，长5～18 cm，宽2～4 cm，边缘有圆钝状锯齿，上面有疏长糙毛，下面密生长硬毛和腺点；茎生叶少数，互生，叶片小。花淡紫红色或淡红色；头状花序盘状，生于枝顶或排成伞房状；总苞片2层，长圆状披针形，长8～10 mm，干燥而硬；全部为管状花；花冠管5裂；雄蕊5枚，花药合生。瘦果长圆形，有棱，有短柔毛，顶端有污白色冠毛，有5～6条刚毛。花期7～11

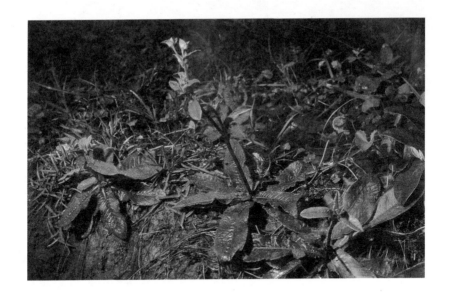

月，果期11～12月。

▶**生境分布**　生于空旷山坡、荒地、路边、林边、山谷、沟边。分布于我国浙江、江西、福建、台湾、湖南、广东、广西、海南、贵州、云南等省（区）；亚洲、非洲和美洲各热带地区也有分布。

▶**采收加工**　夏、秋季采收，除净杂质，鲜用或晒干。用时洗净，切碎。

▶**性味功效**　苦，寒。清热解毒，凉血，泻火，抗菌消炎。

▶**用量**　15～30 g。外用适量。

▶**禁忌**　孕妇及脾胃虚寒者慎服。

▶**验方**　1. 带状疱疹：①地胆草30 g。水煎服。②地胆草、三角泡（无患子科）、过塘蛇（柳叶菜科水龙）各适量。水煎浓汤，外洗患处，每日2～3次。

2. 脓疱疮：①地胆草、千里光（菊科）、一点红（菊科）各30 g。加水5碗煎至3碗，如有发热可内服半碗，其余外洗患处约10分钟，每日早、晚各洗1次。②鲜地胆草、鲜苦楝叶各500 g。水煎浓汤，外洗患处约10分钟，每日早、晚各洗1次。

3.汗斑（花斑癣）：地胆草100 g，酸醋250 ml。浸泡7日后用，取药液稍加温后外涂搽患处，每日数次。

4.皮癣：地胆草研粗粉，用酸醋浸过药面，浸渍5日后用，取药液外涂搽患处，每日数次。

百 部（对叶百部）

▶**来源** 百部科植物对叶百部 *Stemona tuberosa* Lour. 的块根。

▶**形态** 多年生草本。茎攀缘状。块根簇生，肉质，纺锤形或圆柱形，长15～30 cm，直径1.5～2 cm，外表淡黄色或土黄色。单叶，对生或轮生，极少兼有互生；叶片卵形或卵状披针形，长6～15 cm，宽3～9 cm，先端渐尖，基部心形，边缘全缘或微波状，基出脉7～15条；叶柄长3～10 cm。花黄绿色，有紫色脉纹，单朵或2～3朵排成总状花序生于叶腋；花序柄与叶柄分离，或偶尔贴生于叶柄基部；花被片

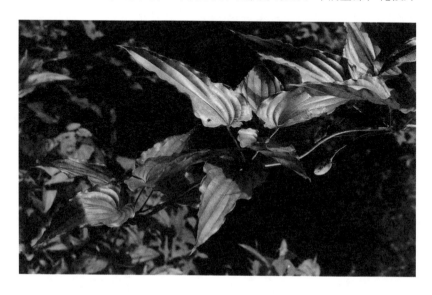

4片，长3.5～7.5 cm，宽7～
10 mm；雄蕊4枚，紫红色。
蒴果倒卵状球形，长3.5～
4.5 cm，宽约2.5 cm，成熟时
暗红色。种子长椭圆形。花
期4～7月，果期7～8月。

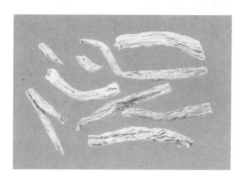

▶**生境分布**　生于山坡
林下、溪边、路边、山谷、
石山灌木丛中。分布于我国
浙江、江苏、江西、安徽、福建、台湾、湖南、湖北、广东、广西、
海南、四川、贵州、云南等省（区）；中南半岛及印度、菲律宾等地
也有分布。

▶**采收加工**　秋季采收，洗净，放入沸水中烫2～3分钟，捞出，
切片晒干。用时洗净。

▶**性味功效**　苦、甘，微温；有小毒。润肺止咳，杀虫止痒。

▶**用量**　外用适量。

▶**验方**　1.体癣：百部、柳树叶各150 g，飞扬草60 g。用95％酒
精（乙醇）浸泡7日，取药液外搽患处。

2.头癣（秃疮）：百部10 g，硫黄6 g，马钱子、枯矾各3 g。共研
细粉，用猪油调匀外搽患处。

3.阴囊湿疹：①百部30 g，烧酒60 ml。将百部放入酒内浸泡24小
时，用布绞汁去渣，外揉患处。②百部、高良姜（姜科）各30 g。水
煎，外洗患处，每日1次。③百部30 g，鬼画符（大戟科）60 g。水煎
浓汤，外洗患处，每日2次。

4.急、慢性湿疹：①百部60 g，水煎，外洗患处，或用75％酒精
泡成50％溶液外涂患处。②百部、鸡矢藤（茜草科）、一点红（菊
科）各30 g。水煎浓汤，外洗患处，每日1～2次。

5.汗斑，红癣：鲜百部适量。切片外搽患处。

6.全身瘙痒症：百部适量。水煎洗身。

扛 板 归

▶**来源**　蓼科植物扛板归 *Polygonum perfoliatum* L. 的地上部分。

▶**形态**　蔓生草本，全株无毛。茎圆柱形，中空，有棱，棱上有倒生钩刺，嫩茎粉绿色，老茎绿色，有时带紫红色。单叶互生；叶片近三角形，长和宽均为2～5 cm，边缘全缘或波浪状，上面绿色，下面粉绿色，叶脉疏生钩刺，有时叶缘亦散生钩刺；叶柄盾状着生，有倒生钩刺；托叶叶状，圆形，直径2～3 cm，茎贯穿其中心。花白色或淡紫色；穗状花序腋生，花序轴有钩刺；每苞片内有2～4朵花；花被5深裂，裂片卵形，不甚展开，结果期变为肉质；雄蕊8枚。瘦果近球形，直径约3 mm，初为鲜蓝色，成熟时蓝黑色，包于肉质宿存花被内。花期6～8月，果期9～10月。

▶**生境分布**　生于沟边、河边、山谷、园边、路边、荒地和灌丛

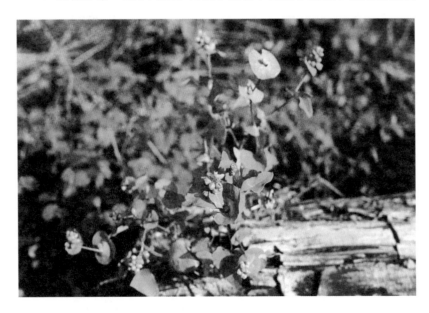

中。分布于全国各省（区）；东亚和东南亚各地也有分布。

▶**采收加工**　夏、秋季采收，除去杂质，鲜用或晒干。用时洗净，切短段。

▶**性味功效**　酸、苦，平。清热解毒，收敛，消肿止痒。

▶**用量**　外用适量。

▶**验方**　1.带状疱疹（缠腰火丹、蛇串疮）：①鲜扛板归（干品研粉）捣碎后加酸醋适量拌匀，取药液涂患处，每日数次。②鲜扛板归捣烂绞汁，调雄黄粉适量，涂患处，每日数次。③鲜扛板归适量。加糯米少许（先用水浸泡），共捣烂绞汁，搽患处，每日数次。

2.湿疹：①扛板归、三角泡（无患子科）、水杨梅（茜草科）各适量。水煎浓汤，外洗患处。②扛板归、三角泡、兰香草（马鞭草科）各适量。水煎浓汤，外洗患处。

3.小儿白疱疮（脓疱疮）：①扛板归适量。水煎浓汤，外洗患处。②扛板归30 g，三角泡、红乌桕叶（大戟科）各15 g，漆大姑（大戟科毛果算盘子）10 g。水煎浓汤，外洗患处。

4.黄水湿疮：扛板归30 g，研细粉，加入冰片2 g，研末调匀，用麻油调涂患处。

5.皮肤多年痒疮：扛板归、鹅不食草（菊科石胡荽）各等量。共研细粉，麻油调搽患处。

6.慢性湿疹：鲜扛板归150 g。水煎外洗患处，每日1次。

7.湿疹，脓疱疮，天疱疮：鲜扛板归适量。水煎浓汤，外洗患处，每日数次。

光叶飞扬草

▶**来源**　大戟科植物通奶草 *Euphorbia hypericifolia* L. 的全草。

▶**形态**　一年生草本。新鲜茎、叶折断有白色乳状汁液。茎卧地或斜升，高10～30 cm，有短柔毛，开花时毛少或毛脱落。单叶对

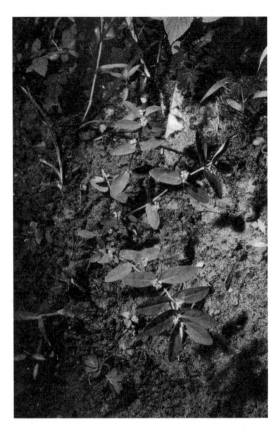

生；叶片倒卵形或倒披针形至长椭圆形，长1～2.5 cm，宽0.5～1 cm，顶端钝，基部偏斜，不对称，圆形，边缘通常全缘或有细锯齿，两面有短柔毛，或上面开花时毛脱落，或两面光滑无毛；叶柄短；托叶卵状三角形，边缘刚毛状撕裂。花小，白色；杯状聚伞花序腋生，花序梗长1.5 mm，数个一起排列为疏松腋生头状花序；总苞陀螺状，内面光滑无毛，5裂；腺体4枚，有白色花瓣状附片；雄花少数，仅有雄蕊1枚；无花被，鳞片线形。蒴果长1.5～2 mm，有伏贴短毛。花、果期5～12月。

▶**生境分布** 生于旷野、耕地上、村边、路边、阴湿灌丛下，分布于我国江西、湖南、广东、广西、海南、贵州、云南等省（区）；中南半岛及印度等地也有分布。

▶**采收加工** 同飞扬草。

▶**性味功效** 同飞扬草。

▶**用量** 同飞扬草。

▶**验方** 同飞扬草。

灯 笼 草

▶**来源**　茄科植物苦蘵 *Physalis angulata* L. 的全草。

▶**形态**　一年生草本，高30～50 cm。茎有疏短柔毛或近无毛。单叶互生；叶片卵形或卵状椭圆形，长3～6 cm，宽2～4 cm，顶端尖，基部阔楔形或楔形，不对称，边缘全缘或有不等大的锯齿，两面近无毛。花淡黄色，单朵生于叶腋；花萼钟状，5裂至中部，裂片边缘有毛，结果时增大呈囊状，完全包围果实；花冠钟状，5浅裂，喉部常有紫色斑纹，长4～6 mm，宽6～8 mm；雄蕊5枚，花药蓝紫色或有时黄色。浆果卵球形，直径约1.2 cm，包于果萼内，果萼卵球形，淡绿色，似灯笼，直径1.5～2.5 cm，薄纸质。种子多数，圆盘状。花、果期5～12月。

▶**生境分布**　生于山地林下、林边、路边、村边。分布于我国江苏、浙江、江西、安徽、福建、台湾、湖北、湖南、广东、广西、海

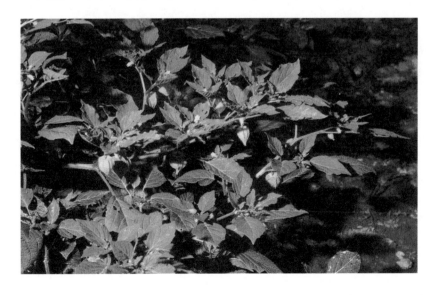

南、四川、贵州、云南等省（区）；印度、日本、澳大利亚及美洲等地也有分布。

▶**采收加工**　夏、秋季采收，除去杂质，鲜用或晒干。用时洗净，切短段。

▶**性味功效**　苦，寒。清热解毒，消肿祛湿，止痒。

▶**用量**　外用适量。

▶**禁忌**　孕妇忌服。

▶**验方**　1.湿疹：①鲜灯笼草适量。捣烂取汁涂患处，或水煎浓汤，外洗患处，每日数次。②灯笼草、苍耳草、千里光各适量。水煎浓汤，加入枯矾30 g调匀，外洗患处，每日3次。③鲜灯笼草、鲜狗仔花（菊科）各适量。共捣烂，加第2次洗米水调搽患处，每日数次。

2.黄水疮，脓疱疮：灯笼草适量。研细粉，香油调匀，外搽患处，每日2次；或鲜灯笼草捣烂，绞取自然汁外搽患处；或水煎浓汤，外洗患处，每日3次。

3.阴囊湿疹奇痒：灯笼草、蛇床子各30 g，百部15 g，冰片3 g（后下）。水煎浓汤，淋洗患处5～10分钟，每日3次。

4.小儿脓疱疮：灯笼草250 g。水煎，外洗患处，每日2～3次。

过 江 藤（蓬莱草）

▶**来源**　马鞭草科植物过江藤 *Phyla nodiflora*（L.）Greene 的全草。

▶**形态**　多年生草本。茎卧地或斜升，有紧贴的"丁"字状短毛，节上生根。单叶对生，近无柄；叶片匙形、倒卵形或倒披针形，长1～3 cm，宽0.5～1.5 cm，顶端钝或近圆形，基部狭，边缘中部以上有锯齿。花小，白色或粉红色至紫红色；穗状花序腋生，卵形或圆柱形，长0.5～3 cm，宽约0.5 cm；花序梗长1～7 cm；苞片宽倒卵形，长约3 mm；花萼近2唇形，长约2 mm；花冠2唇形，内外均无毛；雄蕊4

枚，内藏。果实小，淡黄色，长约1.5 mm，内藏于花萼内。花、果期6~10月。

▶**生境分布**　生于湿润的河岸边、水沟边、田边、堤岸、山坡、平地、河滩湿润处。分布于我国江苏、江西、福建、台湾、湖北、湖南、广东、广西、海南、四川、贵州、云南、西藏等省（区）；世界热带和亚热带地区也有分布。

▶**采收加工**　夏、秋季采收，除去杂质，鲜用或晒干。用时洗净，切碎。

▶**性味功效**　微苦，寒。清热解毒，凉血消肿。

▶**用量**　外用适量。

▶**禁忌**　孕妇忌服。

▶**验方**　1.带状疱疹（缠腰火丹、缠身蛇）：鲜过江藤适量。捣烂取汁，加入少量雄黄粉调匀，外涂敷患处，每日数次。

2．湿疹，皮肤瘙痒：①过江藤适量。水煎浓汤，外洗患处，每日2~3次。②过江藤、扛板归、大叶桉叶各适量。水煎浓汤，加枯矾30 g调匀，外浸洗患处，每日3次。

3．皮肤疥癣：①鲜过江藤适量。捣烂，外敷患处，每日数次。②过江藤150 g，百部120 g，

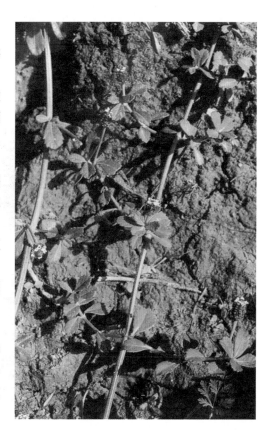

飞扬草（大戟科）100 g。用95％酒精（乙醇）浸泡过药面，浸渍7日后用。取药液搽患处，每日数次。

过 塘 蛇（鱼鳔草）

▶**来源** 柳叶菜科植物水龙 *Ludwigia adscendens* （L.）Hara 的全草。

▶**形态** 多年生草本。茎圆柱形，无毛或陆地上分枝有毛，匍匐或斜升，节上生根，浮水茎的节上常有白色圆柱形或纺锤形的囊状浮器。单叶互生或近对生；叶片椭圆形或倒披针形，长1.5～5 cm，宽0.7～2 cm，先端钝圆，基部渐狭，边缘全缘，两面均无毛。花白色，基部淡黄色，单朵生于上部叶腋，有长柄；花萼管状，5裂，裂片披针形，长约7 mm，无毛或有长毛；花瓣5片，倒卵形，先端钝，长

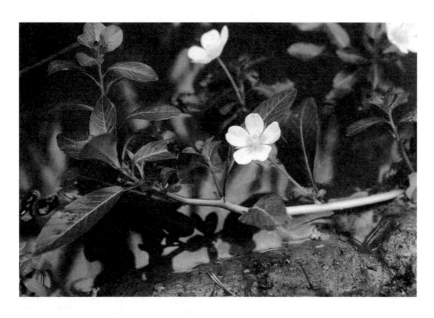

9～18 mm，宽6～10 mm；雄蕊10～15枚。蒴果线状圆柱形，长1.7～2.7 cm，直径约4 mm，有10条棱脊，无毛或有长柔毛，成熟时淡褐色。种子每室1行，紧嵌在内果皮内。花、果期5～8月。

▶**生境分布**　生于水田、沟渠、浅水池、水塘边阴湿处。分布于我国浙江、江西、湖南、安徽、福建、台湾、广东、广西、海南、四川、云南等省（区）；中南半岛及印度、斯里兰卡、马来西亚、印度尼西亚、澳大利亚等热带、亚热带地区也有分布。

▶**采收加工**　夏、秋季采收，除去杂质，鲜用或晒干。用时洗净，切碎。

▶**性味功效**　淡，寒。清热解毒，凉血消肿。

▶**用量**　外用适量。

▶**验方**　1. 带状疱疹：①鲜过塘蛇适量，糯米粉少许。将过塘蛇捣烂取汁，加入糯米粉调匀，外涂患处；如严重者另取过塘蛇适量水煎浓汤外洗患处。②过塘蛇、三角泡（无患子科）各等量。水煎浓汤，外洗患处。③鲜过塘蛇、鲜狗脚迹（锦葵科梵天花）各适量。共捣烂外敷患处。

2. 小儿脓疱疮：①过塘蛇适量。水煎浓汤，外洗患处；另取鲜过塘蛇适量，捣烂敷患处。②过塘蛇、墨旱莲各等量。水煎浓汤，外洗患处。③鲜过塘蛇、鲜乌桕叶、鲜金银花叶各适量，红糖少许。共捣烂外敷患处，每日1次。

3. 湿疹，急性皮炎、慢性皮炎，过敏性皮炎，脓疱疮，带状疱疹：过塘蛇250 g，九里香（芸香科）250 g，马缨丹（马鞭草科）200 g，漆大姑（大戟科）250 g。水煎浓汤，去渣，加入生盐少许，严重者加冰片少量，外洗患处。

红 升 丹（升药、大升丹、小金丹）

▶**来源** 由水银、火硝、白矾、皂矾、雄黄、朱砂炼制而成的氧化汞制剂。

▶**性状** 橘红色结晶体粉末或结块。质重，无臭，微带金属性涩味。不溶于水及酒精，能溶于稀盐酸和稀硝酸。遇强光及热能逐渐析出水银而变成黑色，成为剧毒品。

▶**产地** 各地均有制造。以湖北、湖南、江苏、河南等省产量较大。

▶**采收加工** 用火硝60 g，皂矾18 g，白矾、雄黄各15 g，朱砂6 g。分别研细末，倾入乳钵内和30 g水银研匀至不见水银星为止，然后倒入铁锅内，加入烧酒1杯浸湿，置在炭火炉上烤干。待凝结成块时，即将锅取下，放在通风处吹凉，锅面覆以瓷碗，另取煅石膏粉

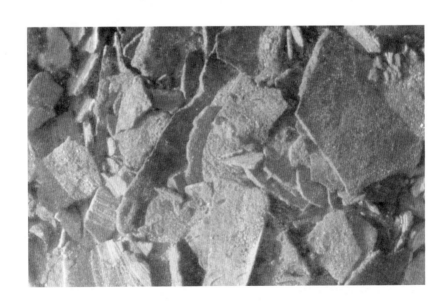

500 g，用酸醋调湿填在锅上。阴干后，先用慢火炼半小时，后逐渐加大火力，半小时再减火力。炼好待冷揭开碗，用刀刮下凝结在碗内的结块，即红升丹，装在有色瓶中备用。本品有剧毒，应按《剧毒药管理规定》存放。

▶**性味功效**　辛，涩；有剧毒。杀菌拔毒，祛腐生肌，敛口。

▶**用量**　本品为剧毒药，内服宜慎，一般每次内服不宜超过0.03～0.1 g。外用亦宜微量。

▶**验方**　1. 梅毒：红升丹装在胶囊内，用土茯苓30 g，甘草10 g，水煎汤送服。

2. 顽癣，湿疹：红升丹1份，黄蜡9份。拌匀外涂患处。

3. 酒齇鼻：红升丹、薄荷各等量。分别研细末，共拌匀，加入香脂适量调成膏，外涂搽患处，早、晚各1次。

红背山麻杆（红帽顶、红背叶）

▶**来源**　大戟科植物红背山麻杆 *Alchornea trewioides*（Benth.）Muell. -Arg. 的根、叶或全株。

▶**形态**　灌木，高1～2 m。根粗壮。嫩枝有微柔毛。单叶互生；叶片阔卵形，长8～15 cm，宽7～13 cm，先端尖，基部浅心形或近截平，有2～4个斑状腺体和2枚线状附属物（或称小托叶），基出脉3条，边缘有锯齿，上面无毛，下面浅红色，仅沿叶脉有微柔毛；叶柄长7～12 cm，通常浅红色；托叶钻状，长约5 mm，有毛。花小、花瓣缺；雌雄异株；雄花序穗状，长7～15 cm，腋生，有微柔毛；雄花11～15朵簇生于苞腋；萼片4片，无毛；雄蕊8枚；雌花序总状，顶生；雌花萼片5片，长3～4 mm，有毛；花柱3枚长约15 mm，合生部分长不及1 mm。蒴果球形，直径8～10 mm，具3圆棱，表面平坦，有微柔毛。种子扁卵形，有瘤体。花期3～5月，果期6～8月。

▶**生境分布**　生于山地灌丛中、荒地向阳处、路边、林边、疏林

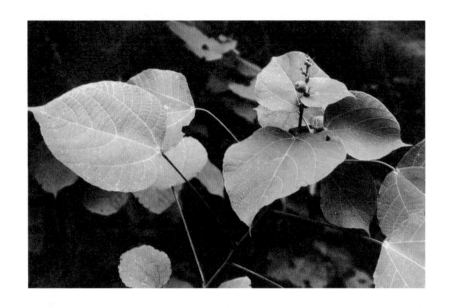

下、石山灌丛中。分布于我国江西、福建、湖南、广东、广西、海南等省（区）；越南、泰国、日本等地也有分布。

▶**采收加工** 全年可采收，除净杂质，晒干。用时洗净，切碎。

▶**性味功效** 甘、涩，凉。祛风止痒，解毒，杀虫。

▶**用量** 外用适量。

▶**验方** 1.风疹：①红背山麻杆叶、粉丹竹叶（禾本科）、露兜树叶（露兜树科）、金樱子根各等量。水煎洗患处。②红背山麻杆叶、狗仔花（菊科咸虾花）、金樱子根各适量。水煎洗患处。

2.湿疹，阴囊湿疹：①红背山麻杆全株250 g。水煎洗患处。②红背山麻杆全株250 g。水煎熏洗患处，每日1～2次；另取红背山麻杆叶晒干研细粉外敷患处，每日1次。

3.荨麻疹：红背山麻杆全株（或根）适量。水煎洗患处。

4.皮肤瘙痒，脓疱疮：红背山麻杆枝叶、扛板归（蓼科）、水杨梅（茜草科细叶水团花）全株、金银花藤、千里光（菊科）各适量。

水煎洗患处。

    附注   红背山麻杆全株含生物碱、酚类、黄酮苷、氨基酸、有机酸、糖类（引自《新华本草纲要》，第207页）。

苍　术

    ▶**来源**   菊科植物苍术 *Atractylodes lancea*（Thunb.）DC. 的根状茎。

    ▶**形态**   多年生直立草本，高30～100 cm。根状茎粗大结节状，节上有细须根，外表棕褐色，有香气。茎枝有稀疏的蛛丝状毛或无毛。单叶互生，无柄或近无柄；叶片革质而厚，两面均无毛，边缘和裂片边缘有针刺状缘毛或三角形刺齿，茎中、下部叶片长8～12 cm，宽5～8 cm，通常3～5羽状深裂或半裂，顶端裂片倒卵形，宽1.5～4.5 cm，侧裂片1～2对，椭圆形或长椭圆形，宽0.5～2 cm，茎中部以上叶片不分

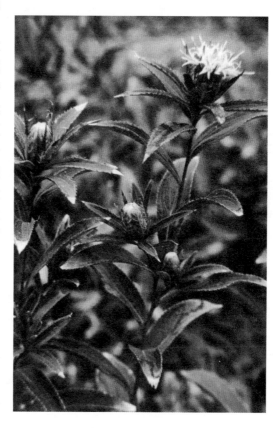

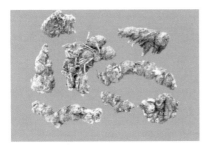

裂，长约4 cm，宽1～1.5 cm。花小，白色，长约9 mm；头状花序单个生于枝顶；总苞钟状，直径1～1.5 cm，苞叶针刺状羽状全裂或深裂；总苞片5～7层，全部苞片顶端钝或圆形，边缘有疏的蛛丝状毛，内层苞片上部有时变红紫色；全为管状花，花冠管5裂；雄蕊5枚，花药连合。瘦果倒卵圆形，有柔毛，顶端有褐色或污白色刚毛状冠毛，长约8 mm，羽毛状。花、果期6～10月。

▶**生境分布**　生于山坡、林下、灌丛、草丛、岩缝，或栽培。分布于我国黑龙江、辽宁、吉林、内蒙古、山西、陕西、甘肃、河北、河南、江苏、浙江、江西、安徽、湖北、湖南、四川等省（区）；俄罗斯远东地区及朝鲜等地也有分布。

▶**采收加工**　秋季采收，去净泥土，用火燎去须根，晒干。用时洗净，润透，切薄片。

▶**性味功效**　辛、苦，温。燥湿健脾，祛风，镇静，辟秽。

▶**用量**　3～10 g。外用适量。

▶**禁忌**　阴虚内热，气虚多汗者忌服。

▶**验方**　1. 湿疹：①苍术、黄柏各10 g。水煎服。另取苍术、黄柏、煅石膏各等量，共研细粉，外敷患处。②苍术、黄柏、防风、独活、羌活、荆芥、桔梗、归身、乌梅、前胡、升麻、金银花各6 g。水煎服。③苍术、荆芥、防风、木通各6 g。苦参、牛蒡子、石膏（另包，先煎）、知母、归身、生地黄各10 g，蝉蜕、甘草各5 g。水煎服，轻症服3～5剂，重症服10余剂痊愈。

2. 淋病：苍术、桃仁各12 g，地龙、杏仁、龙胆草、紫花地丁各15 g，萆薢、泽泻各20 g，石菖蒲、山豆根、桔梗各10 g，甘草6 g。水煎服。如肾阳虚，除去山豆根、龙胆草、地龙，加入巴戟天、淫羊藿、附子、肉桂（另包，冲服）、蜈蚣各10 g。如肾阴虚，除去山豆根、龙胆草，加入墨旱莲、生地黄、龟板（另包，先煎）各15 g。另取苦参60 g，山豆根、地肤子、蛇床子各30 g，黄连20 g，紫苏叶15 g。水煎浓汤，外洗患处，每日1～2次。

苍 耳 子

▶**来源**　菊科植物苍耳 *Xanthium sibiricum* Patrin. ex Widder. 的成熟带总苞果实。此外，地上部分（苍耳草）及根（苍耳根）也入药。

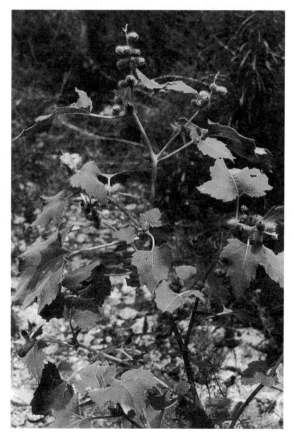

▶**形态**　一年生直立草本。根粗壮。茎有淡紫色条状斑点和糙伏毛。单叶互生；叶片卵状三角形或宽卵形，长4～9 cm，宽5～10 cm，顶端尖，基部截形或心形，边缘有不明显的3～5浅裂或有不规则的锯齿，两面均有糙伏毛。花小，淡黄色；头状花序近球形或椭圆形，无总梗，单个或数个聚生于枝顶或叶腋；总苞片短小；全为管状花；花冠管5齿裂；雄蕊5枚，花药连合。瘦果倒卵形，无冠毛，包于总苞内，成熟时总苞卵形或椭圆形，坚硬，长12～15 mm，宽4～7 mm，外面有钩状细刺，刺长1～1.5 mm，基部不增粗。花、果期7～10月。

▶**生境分布** 生于荒野、山坡、路边、空旷草地、村边。分布于我国各省（区）；越南、老挝、印度、伊朗、朝鲜、日本、俄罗斯等国也有分布。

▶**采收加工** 苍耳子秋季后成熟时采，晒干。地上部分夏、秋季采，晒干。根秋季采，洗净，晒干。用时洗净，地上部分及根分别切碎。

▶**性味功效** 甘、微苦涩，温；有小毒。祛风湿，通鼻窍。地上部分：辛、苦，寒；有毒。祛风散热，杀虫。根：微苦，平；有毒。祛风消肿。

▶**用量** 3～10 g。外用适量。

▶**验方** 1.阴囊湿疹（绣球风）：苍耳子60 g，枯矾6 g。先将苍耳子水煎取汁，然后加入枯矾粉末调匀，外洗患处。

2.荨麻疹（风疹块）：①苍耳子适量。水煎汤，外洗患处，每日2次。②苍耳子、浮萍（浮萍科紫萍）各100 g。水煎汤，外洗患处；另取苍耳子、荆芥、防风各10 g，葱白1根。水煎服。

3.皮肤瘙痒：①鲜苍耳全株（根、叶）100 g。水煎浓汤1碗，内服半碗，另一半碗稍加水外洗患处。②苍耳子50 g，黄柏、蛇床子、金银花、地肤子、蒲公英各30 g，五倍子15 g。水煎浓汤，外洗患处，每日3次。

4.湿疹起红疹瘙痒或搔破后渗淡黄水：①苍耳草500 g，千里光、金银花藤各250 g。水煎浓汤冲枯矾粉30 g，调匀，外洗患处。②苍耳草500 g，千里光、金银花藤各250 g，蛇床子30 g。水煎取液冲枯矾粉30 g，调匀，外洗患处。

5.皮癣：苍耳草、千里光、苦楝叶各500 g，大叶桉叶、马缨丹茎叶、了哥王各250 g。水煎成浓液，去渣，浓缩成膏，外涂患处。用药期间忌食辣椒、鱼。

6.慢性湿疹：苍耳子、地肤子、蛇床子各30 g。水煎汤，外洗患处。

7.麻风：苍耳子（或全草）适量。水熬成膏，每次服1匙，每日早晨空腹服。

杉 木 皮（杉皮）

▶来源　杉科植物杉木 *Cunninghamia lanceolata*（Lamb.）Hook. 的树皮。此外，叶（杉木叶）也入药。

▶形态　常绿乔木。树皮淡褐色或暗褐色，不规则纵裂，内皮层淡红色。枝条轮生，广展。单叶螺旋状着生，侧枝的叶片基部常扭转成2列；叶片坚挺，线状披针形，扁平，长2～6 cm，宽3～5 mm，先端锐尖，基部下延而扭转，边缘有锯齿，两面均无毛，下面有2条白粉状气孔带。花单性，雌雄同株；雄花序圆柱状，基部有数枚鳞片；雄蕊多数；雌花序单生或2～3枚簇生于枝梢，球状，每一鳞片有胚珠3颗。

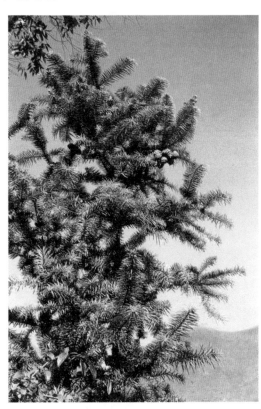

球果广卵形，长2.5～5 cm，鳞片坚硬，顶端锐尖，边缘有锯齿。种子扁平，两侧有狭翅，长6～8 mm。花期4月，球果10月成熟。

▶**生境分布** 栽培植物。我国陕西、甘肃、河南、江苏、浙江、江西、安徽、福建、湖北、湖南、广东、广西、四川、贵州、云南等省（区）有栽培；越南等地也有栽培。

▶**采收加工** 树皮：全年可采，选择粗大树干，按60 cm长用刀剥取树皮，多鲜用。叶：多鲜用，随用随采。用时洗净，切碎。

▶**性味功效** 苦、涩，平。清凉退热，祛风止痒。

▶**用量** 外用适量。

▶**验方** 1. 荨麻疹：①鲜杉木皮250 g，鸡毛30 g。煎水洗身。②鲜杉木皮适量。水煎浓汤，外洗患处。

2. 风疹：杉木叶适量。水煎浓汤，外洗患处。

3. 漆疮（漆过敏）：①鲜杉木皮适量。水煎外洗患处。②鲜杉木皮500 g，蟹壳4只。共捣烂。水煎，频洗患处。③鲜杉木内皮、紫苏各适量。水煎外洗患处。④鲜杉木叶、紫苏各适量。水煎外洗患处。⑤杉木屑、山苍子（樟科）各适量。水煎外洗患处。

4. 天疱疮（脓疱疮）：①鲜杉木叶、鲜苦楝树叶、鲜大叶桉叶、三角泡各适量。水煎浓汤，外洗患处。②鲜杉木叶适量。捣烂取汁，外搽患处，每日数次。

5. 漆疮、皮炎：鲜杉木皮、鲜侧柏叶各适量。水煎浓汤，外洗患处。每日2～3次。

杨 梅

▶**来源** 杨梅科植物杨梅 *Myrica rubra* (Lour.) Sieb. et Zucc. 的成熟果实。此外，树皮也入药。

▶**形态** 常绿乔木，高4～15 m。树皮黄灰黑色或褐灰色，纵浅裂。小枝无毛。单叶互生，常密集于小枝顶端；叶片革质，倒卵形或长圆状倒卵形，长5~14 cm，宽1~4 cm，边缘全缘或上部有少数锯齿，两面均无毛，下面有稀疏的金黄色腺体；叶柄长2~10 mm，无毛。化黄色，单性，雌雄异株；雄花序为圆柱形柔荑花序，通常不分枝，腋生；雄花：无花被，有小苞片2~4片；雄蕊4~6枚；雌花序为卵形或球形的柔荑花序，腋生；雌花：无花被，有小苞片4片，子房上位，1室。果球状，外面有乳头状突起，直径1~1.5 cm，栽培的直径可达3 cm，外果皮肉质多汁液，味酸甜可食，成熟时深红色或紫红色。花期4月，果实成熟期6~7月。

▶**生境分布**　生于土山山坡、山谷、疏林向阳处，或栽培。分布于我国江苏、浙江、江西、福建、台湾、湖南、广东、广西、海南、四川、贵州、云南等省（区）；菲律宾、朝鲜、日本等地也有分布。

▶**采收加工**　果实：夏季成熟时采，除净杂质，用盐渍（盐腌）。树皮：春初剥取，刮去外层粗皮。用时果实取盐渍汁；树皮洗净，切丝或切碎。

▶**性味功效**　酸、甘，平。收敛止痒，清热利湿。

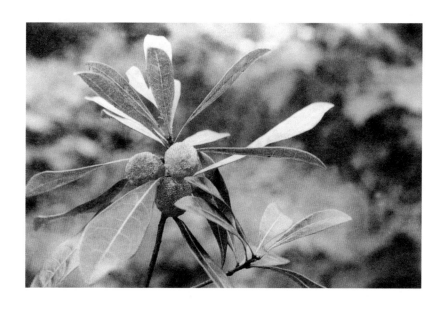

▶**用量** 外用适量。

▶**验方** 1.接触性皮炎，皮肤瘙痒：杨梅适量。用盐渍（盐腌），取汁外涂患处或外洗患处，每日数次。

2.湿疹溃烂渗湿，阴囊湿疹溃烂流黄水：①杨梅树皮、三角泡（无患子科）、扛板归（蓼科）、千里光（菊科）各适量。水煎浓汤，加白矾粉10 g调匀，外洗患处5～10分钟，每日2～3次。②杨梅树皮适量。水煎浓汤，外洗患处；同时取雄黄6 g，枯矾6 g，冰片0.5 g，共研细粉撒患处，每日2～3次。

3.湿疹，疥疮：杨梅树皮适量。水煎浓汤，外洗患处，每日2～3次。

状 元 红（龙丹花、红龙船花）

▶**来源** 马鞭草科植物赪桐 *Clerodendrum japonicum* （Thunb.）Sweet 的叶及带叶嫩枝。

▶**形态** 落叶灌木。根粗壮，圆柱状常横走，外表浅土黄色。嫩茎四棱形，有短柔毛，老枝近无毛。单叶对生；叶片阔卵形或近圆形，长8～21 cm，宽6～21 cm，边缘有小锯齿并有缘毛，上面疏生短毛，下面密布黄褐色盾状腺体。花红色；聚伞圆锥花序顶生；花萼红色，长1～1.5 cm，5深裂；花冠管长1.7～2.2 cm，5裂，外面有微柔毛和盾状腺体，裂片长约1 cm；雄蕊4枚，长约为花冠管的3倍。核果椭圆状球形，直径7～10 mm，成熟时蓝黑色，由增大的宿存花萼包围。花、果期5～11月。

▶**生境分布** 生于山谷、溪边、林边、村边、疏林下，或栽培。分布于我国江苏、浙江、江西、福建、台湾、湖南、广东、广西、海南、四川、贵州、云南等省（区）；中南半岛及印度、马来西亚、孟加拉、不丹、日本等地也有分布。

▶**采收加工** 夏、秋季采收，鲜用或晒干。用时洗净，切碎。

▶**性味功效** 苦，平；有小毒。祛风止痒，散瘀消肿。

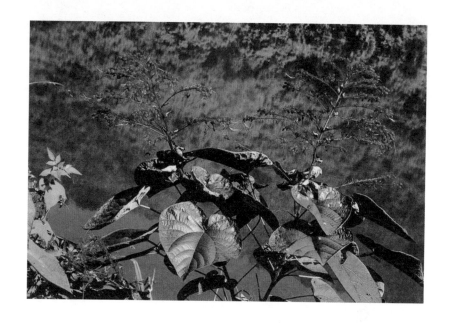

▶**用量**　10～30 g，外用适量。

▶**验方**　1.荨麻疹：①状元红适量。水煎浓汤，待温，外洗患处，每日3次。②状元红、榕树叶、马缨丹叶各适量。水煎浓汤，待温，外洗患处，每日1～2次。③状元红、山芝麻各60 g。水煎，每日分2次内服。

2.漆树过敏（漆疮）：①状元红、漆大姑（大戟科）各适量。水煎浓汤，待冷，外洗患处，每日2～3次。②状元红、鬼画符叶、鲜鸡毛各适量。水煎浓汤，待冷，外洗患处，每日2次。

吴 茱 萸（茶辣、左力、吴芋）

▶**来源**　芸香科植物吴茱萸 *Evodia rutaecarpa*（Juss.）Benth. 的将近成熟果实。

▶**形态** 落叶灌木或小乔木。嫩芽、嫩枝、叶轴、花序轴均密生锈色柔毛,新鲜嫩枝叶搓烂有特异香气。单数羽状复叶对生;有小叶5～9片,对生;小叶片卵形或椭圆形,长6～15 cm,宽3～7 cm,边缘全缘或有不明显波状钝齿,两面均有短柔毛,对光可见多数油腺点。花小,淡黄白色;圆锥花序顶生;萼片4～5片;花瓣4～5片;雄蕊4～5枚。果实扁球形,直径约5 mm,密集成团,成熟时暗紫色,开裂,果皮无皱纹,有粗油腺点,内有黑褐色近球形种子,有的种子发育不全而退化。果实有浓烈的特异香气。花期4～6月,果实成熟期8～11月。

▶**生境分布** 多为栽培植物,生于向阳山坡、平地、路边、疏林中,或栽培于屋旁、村边、园边。分布于我国江苏、浙江、江西、安徽、福建、台湾、湖北、湖南、广东、广西、四川、贵州、云南等省(区);日本等地也有栽培。

▶**采收加工** 秋季果实茶绿色尚未开裂时采,除去杂质,阴干。用时洗净。

▶**性味功效** 辛、苦,热;有小毒。散寒止痛,降逆止呕,祛风

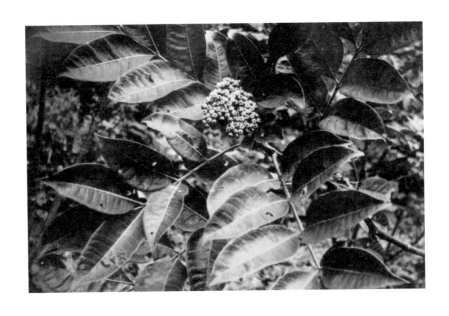

燥湿。

▶**用量**　外用适量。

▶**禁忌**　孕妇慎服。

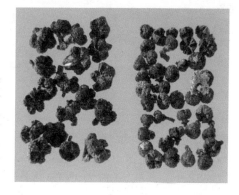

▶**验方**　1. 湿疹：①炒吴茱萸30 g，乌贼骨20 g，硫黄6 g。共研细粉，患处渗出液多者撒此干药粉，无渗出液者，用蓖麻油或猪板油调此药粉涂敷患处。②吴茱萸、细辛、梅片各15 g，黄柏、鬼画符叶（大戟科）各适量。共研细粉，用第2次洗米水调匀搽患处。

2. 皮肤瘙痒：吴茱萸、黄连各15 g，黄柏30 g。共研细粉，用茶油调匀搽患处。

3. 下阴湿痒生疮：吴茱萸适量。水煎，外洗患处，每日2次。

4. 疥疮：吴茱萸、硫黄各15 g，猪油10 g。前2味药研细粉，与猪油调匀，用薄布包裹，将药包烘热，熨搽患部至痒止为度，每日数次。

岗　松（扫把枝）

▶**来源**　桃金娘科植物岗松 *Baeckea frutescens* L. 的全草。

▶**形态**　常绿灌木，全株无毛。嫩枝纤细，多分枝，老枝红褐色，树皮片状剥落。单叶对生；叶片线形或狭线形，长5～10 mm，宽约1 mm，边缘全缘，先端尖，中脉1条，无侧脉，有透明油腺点，揉之有香气，干后褐色。花小，白色，单朵生于叶腋，花梗长约1.5 mm；花萼钟形，5裂；花瓣5片；雄蕊5～10枚。蒴果小，长约2 mm，顶端开裂。种子扁平，有棱角。花、果期夏、秋季。

▶**生境分布**　生于向阳土山山坡、荒山、草地、灌丛中，多见于幼松林下，常与芒萁等耐旱植物生在一起。分布于我国浙江、江西、

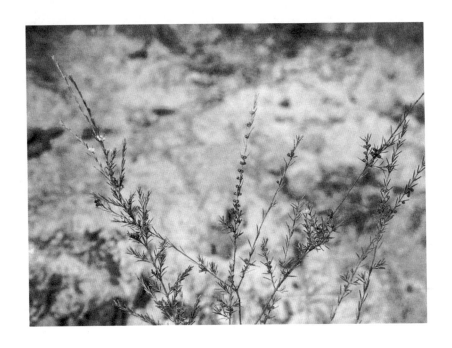

福建、台湾、广东、广西、海南等省（区）；东南亚各地也有分布。

▶**采收加工**　全年可采，鲜用或阴干。用时洗净，切短段。

▶**性味功效**　苦、涩，凉。清热解毒，祛风止痒。

▶**用量**　外用适量。

▶**验方**　1. 湿疹：①岗松适量。水煎浓汤，外洗患处，每日数次。②岗松、熟石膏各15 g，黄柏、青黛各10 g，梅片3 g。共研细粉，调搽患处，每日数次。

2. 阴囊湿疹：①岗松适量。水煎浓汤，外洗患处。②岗松、浮萍各适量。水煎浓汤，外洗患处。

3. 阴囊湿疹、渗出糜烂者：岗松适量。水煎浓汤，外洗患处；另取黄柏、五倍子各等量，共研细粉外敷患处。

4. 皮肤瘙痒，脚癣：岗松适量。水煎浓汤，浸洗患处或熏洗患处。

牡 荆 叶（五指柑、五指风）

▶**来源**　马鞭草科植物牡荆 *Vitex negundo L.var. cannabifolia*（Sieb. et Zucc.）Hand. -Mazz.的叶。

▶**形态**　落叶灌木，高1～3 m。嫩枝四棱形，有灰色细柔毛。嫩枝叶揉烂有香气。叶对生，掌状复叶，有小叶5片，少有3片；小叶片披针形或椭圆状披针形，边缘有粗锯齿，上面有疏柔毛或近无毛，下面淡绿色，有柔毛，中间小叶最长，长4～13 cm，宽1～4 cm，两侧小叶依次递小。花小，淡紫色；聚伞圆锥花序顶生，长10～20 cm，花序梗有柔毛；花萼钟状，5齿裂，外面有柔毛；花冠5裂呈2唇形，外面有微毛；雄蕊4枚，伸出花冠外。核果近球形，成熟时黑色。花期4～7月，果期8～11月。

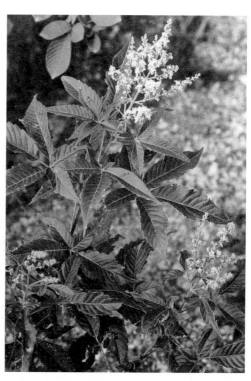

▶**生境分布**　生于山坡、路边、沟边、林边、灌丛。分布于我国河北、山东、江西、浙江、江苏、安徽、福建、台湾、湖北、湖南、广东、广西、海南、四川、贵州、云南等省（区）；亚洲东南部、非洲东部、南美洲等地也有分布。

▶**采收加工** 夏、秋季采收，鲜用或阴干，用时洗净，切碎。

▶**性味功效** 微苦、辛，微温。镇咳止痰，祛风止痒，抑菌。

▶**用量** 15～30 g。外用适量。

▶**验方** 1. 荨麻疹：①鲜牡荆叶适量。捣烂，外搽患处；或水煎浓汤，外洗患处，每日数次。②鲜牡荆叶、鲜狗仔花叶各等量。共捣烂取汁，外搽患处；或水煎浓汤，外洗患处，每日2～4次。

2. 过敏性皮炎，漆过敏性皮炎：牡荆叶、扛板归（蓼科）、白背叶（大戟科）、辣蓼（蓼科）各适量。水煎浓汤，外洗患处，每日1～2次。

3. 皮肤瘙痒，荨麻疹：鲜牡荆叶适量水煎浓汤，熏洗患处。另取黄荆根30 g，切薄片，用米酒煎服，每日一剂。

4. 足癣：鲜牡荆叶250 g。将黄荆叶捣烂放入面盆中，每晚临睡前加沸开水浸泡过药面为度，浸泡至水呈绿色时，加温开水至半面盆，然后将患脚浸入药水中泡5～6分钟，浸后用干净布把脚趾擦干，连续用药7日。

补骨脂（破故纸、故子、黑故纸）

▶**来源** 豆科（或蝶形花科）植物补骨脂 *Psoralea corylifolia* L. 的成熟果实。

▶**形态** 一年生直立草本，高0.5～1.5 m。全株有白色柔毛和黑棕色腺点。茎有细纵棱。单叶互生，有时枝端叶常侧生一片小叶，长约1 cm；叶片宽卵形，长4～11 cm，宽3～8 cm，先端尖，基部截形或微心形，边缘有不规则粗锯齿，两面均有显著的黑棕色腺点，有疏柔毛或近无毛；托叶镰形，长约8 mm。花淡紫色或黄色，组成密集的总状花序，花序近头状，生于叶腋；花萼5齿裂；花冠蝶形，长约6 mm；雄蕊10枚，其中1枚离生或和其他9枚合成雄蕊管。荚果卵形，长约5 mm，不开裂，果皮黑色，果皮与种子粘贴。花期6～8月，果期7～

10月。

▶**生境分布** 生于山坡、溪边、田边，多为栽培。宁夏、甘肃、山西、陕西、河北、河南、江西、安徽、广东、广西、贵州等省（区）有栽培。四川金沙江河谷和云南西双版纳有野生。

▶**采收加工** 秋季采收，除去杂质，晒干。用时洗净，晒干，捣碎。

▶**性味功效** 辛、苦，温。温肾助阳，抗菌，促使皮肤色素新生。

▶**用量** 6～10 g。外用适量。

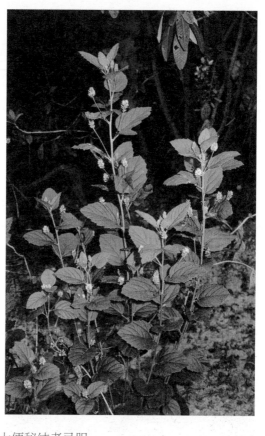

▶**禁忌** 阴虚火旺，大便秘结者忌服。

▶**验方** 白癜风，牛皮癣，斑秃：补骨脂30 g，75％酒精（乙醇）100 ml。将补骨脂捣碎，放入酒精内浸泡7日，用2～3层纱布过滤，得暗褐色滤液，取滤液煮沸，浓缩至40 ml，深搽患处，同时配合晒太阳约30分钟，或配合用紫外线照射约3分钟。

鸡 矢 藤（狗屁藤、鸡屎藤）

▶**来源** 茜草科植物鸡矢藤 *Paederia scandens*（Lour.）Merr. 的全草。

▶**形态** 草质藤本。揉之有强烈的鸡屎臭气。主根圆柱形，黄棕色或棕色。茎、枝圆柱形，无毛，或嫩时有微柔毛。单叶对生；叶片卵形或卵状长圆形，长5～11 cm，宽3～7 cm，边缘全缘，两面无毛或近无毛，有时下面脉腋内有束毛；叶柄长1.5～7 cm；托叶三角形，长约5 mm，无毛。花浅紫色；聚伞圆锥花序腋生或顶生；花萼5裂，裂片三角形；花冠管长7～10 mm，外面有粉末状柔毛，里面有绒毛，顶部5裂，裂片长约2 mm；雄蕊5枚，内藏。果实近球形，平滑无毛，直径5～7 mm，成熟时淡黄色，顶端有宿存萼裂片，成熟时分为2个小坚果；小坚果浅黑色，边缘无翅。花、果期5～7月。

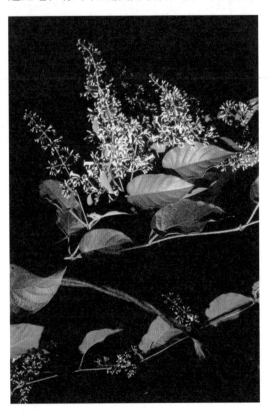

▶**生境分布** 生于山地灌木丛中、林边、沟谷、平原草地、旷野沟边、路边、河岸边、

村边。分布于我国陕西、甘肃、河南、江苏、浙江、江西、安徽、福建、台湾、湖南、湖北、广东、广西、海南、四川、贵州、云南等省（区）；越南、老挝、柬埔寨、泰国、缅甸、马来西亚、印度、印度尼西亚、朝鲜、日本等地也有分布。

▶**采收加工** 同白毛鸡矢藤。

▶**性味功效** 同白毛鸡矢藤。

▶**用量** 同白毛鸡矢藤。

▶**验方** 同白毛鸡矢藤。

青 萍（浮萍）

▶**来源** 浮萍科植物青萍 *Lemna minor* L. 的全草。

▶**形态** 微小浮水草本。植物体扁平，无柄，对称，倒卵形、近圆形或倒卵状椭圆形，长1.5～5 mm，宽2～3 mm，边全缘，上面绿色，下面浅黄色或绿白色，通常多为1片，下面有垂生丝状根1条，白色，长3～4 cm。花小，单性，雌雄同株；叶状植物体下面一侧有囊；每花序有雄花2朵，雌花1朵；无花被；雌花有弯生胚珠1枚。果无翅，近陀螺状。花、果期夏、秋季。

▶**生境分布** 多生于池塘、积水坑中，常连成一片密布水面。全国各省（区）有分布；世界温暖地区也有分布。

▶**采收加工** 夏、秋季采收，除净杂质，鲜用或晒干。用时洗净。

▶**性味功效** 辛，凉。祛风，发汗，透疹，利尿消肿。

▶**用量** 3～10 g。外用适量。

▶**禁忌** 体虚自汗，脾虚浮肿者及孕妇忌服。

▶**验方** 1. 荨麻疹(风疹块)：①青萍、蝉蜕各10 g，水煎服。②青萍、地肤子各30 g，蝉蜕10 g。水煎服。③青萍、苍耳草各60 g，防风30 g。水煎，外洗患处。④青萍、地肤子、苦参、白鲜皮各10 g，

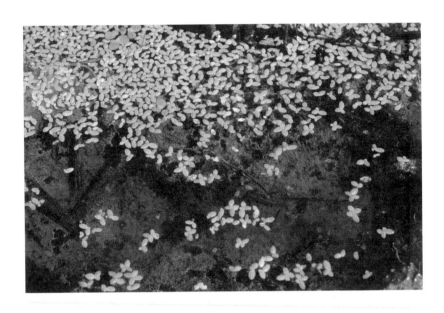

甘草6 g。水煎服。⑤青萍、芝麻、皂角刺、海桐皮、白蒺藜各15 g。水煎服。

2. 阴囊湿疹（绣球风）：①青萍、当归各30 g。水煎，频频熏洗患处。②青萍、苍耳子各等量。水煎，外洗患处。③青萍、地肤子各等量。水煎，外洗患处。④青萍、蛇床子各等量。水煎，外洗患处。⑤青萍、花椒各适量。水煎，熏喜患处。⑥青萍适量。水煎浓汤，外洗患处，每日2～3次。

3. 粉刺（痤疮）：鲜青萍100 g，防已30 g。水煎浓汤，外洗患处，每日2～3次，并以青萍趁热摩搽患处，每日一剂。

4. 汗斑：青萍适量。水煎，外洗患处，并以青萍搽患处。

5. 癣：青萍、蛇床子各等量，加烧酒浸泡熏患处，或水煎，外洗患处。

6. 杨梅疮（梅毒）：青萍适量。水煎浓汤，外洗患处。每日3次。

7. 疥疮，疮毒内逼身浮肿：青萍10 g，赤小豆100 g，大枣4枚。水煎2次，合并煎液，分2次服。

8. 麻风初起：青萍研细粉，每次服6 g，温甜酒送服。

9. 小儿阴囊水肿：青萍研细粉，每次服1.5 g，加白糖少许，开水泡服。

10. 急性湿疹，皮炎，丹毒：鲜青萍适量。水煎浓汤，外洗患处或湿敷患处。

11. 全身瘙痒症：青萍、生地黄各15 g，荆芥、防风、牡丹皮、红花、川芎、当归尾各3 g，薄荷1.5 g（后下）。水煎服。

12. 皮肤瘙痒：青萍适量。水煎，外洗或熏洗患处；另取青萍15 g，研细粉，黄酒冲服，每日3次。。

青 蒿（鱼花草、香蒿、臭蒿）

▶来源　菊科植物黄花蒿 *Artemisia annua* L. 的全草。

▶形态　一年生直立草本，揉烂后有浓烈的挥发油香气（也有闻之为臭气）。茎、枝无毛或有疏毛，后脱落无毛。基生叶平展，茎生叶互生，三至四回，节齿状羽状深裂，裂片线形，边缘有深裂齿，两面有细小的白色腺点及小凹点，无毛，或初时有微毛，后脱落无毛。花小，黄色；头状花序球形，多数，直径1.5～2.5 mm，有短柄，在茎上排列成开展、尖塔形的圆锥花序，在分枝上排成总状花序；总苞半球形；全为管状花；花冠管5齿裂；雄蕊5枚，花药连合。瘦果小，卵形略扁，顶端无冠毛。花、果期8～11月。

▶生境分布　生于旷野、山坡、草原、森林草原、干河谷、半荒漠及砾质坡地、路边、林边、荒地。分布于全国各省（区）；亚洲、欧洲的亚热带、温带、寒带地区及非洲北部也有分布。

▶采收加工　夏、秋季采收，除去老茎及杂质，鲜用或晒干。用时洗净，切成小段。

▶性味功效　苦、辛，寒。清热解暑，除蒸截疟，祛风止痒。

▶用量　外用适量。

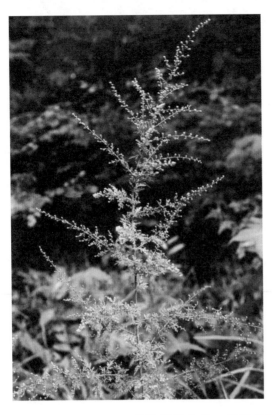

▶验方 1.湿疹：鲜青蒿适量。捣烂绞汁，外涂患处。或水煎浓汤，外洗患处。

2.疱疹类：鲜青蒿叶适量，糯米少许（用水浸泡）。共捣烂，外涂患处。

3.荨麻疹（风疹）：青蒿适量。水煎浓汤，外洗患处。

4.漆疮（漆过敏）：青蒿、荆芥各30 g，苍耳草、蛇床子各25 g，浮萍60 g。水煎浓汤，熏洗患处。天疱疮（脓疱疮）

5.天疱疮（脓疱疮）：①鲜青蒿适量，黄糖（红糖）少许。共捣烂敷患处。②鲜青蒿、鲜乌桕叶各等量，黄糖少许。共捣烂敷患处。

苦　参

▶来源　豆科（或蝶形花科）植物苦参 *Sophora flavescens* Ait. 的根。

▶形态　灌木或亚灌木，通常高1～2 m。根圆柱形，长10～30 cm或更长，有分枝，直径1～2.5 cm，表皮土黄色，断面黄白色。嫩枝有柔毛。单数羽状复叶互生，小叶11～25片，互生或近对生；小叶片椭圆形、卵形或披针形，长3～4 cm，宽1～2 cm，边缘全缘，上面无毛，下面有伏贴的疏短柔毛或近无毛；托叶线形。花黄白色或淡黄色；总状花序顶生；花萼5齿；花冠蝶形，旗瓣倒卵状匙形，长13～14 mm，宽5～7 mm，龙骨瓣先端无凸尖；雄蕊10枚，分离。荚果稍四棱形，呈不明显串珠状，有疏毛或近无毛，成熟时开裂成4瓣。种子长圆形，深红褐色。花、果期6～10月。

▶**生境分布**　生于旷野平地、草地、沙土山地、沟边、路边、向阳山坡灌丛中。分布于我国各省（区）；朝鲜、日本、俄罗斯远东地区、印度等地也有分布。

▶**采收加工**　秋季采收，除去杂质，趁鲜切片，晒干。用时洗净，切碎。

▶**性味功效**　苦、寒，有小毒。清热燥湿，杀虫止痒。

▶**用量**　5～10 g。外用适量。

▶**验方**　1.慢性湿疹：①苦参、蛇床子各30 g。水煎，外洗患处。

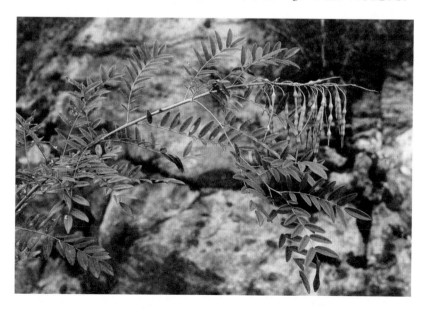

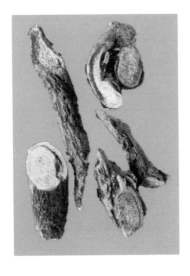

②苦参、石菖蒲各30 g。水煎，外洗患处。

2. 皮肤病瘙痒：①苦参30 g，花椒10 g。水煎，外洗患处。②苦参20 g，白鲜皮15 g。水煎服；另取苦参、白鲜皮各等量，水煎，外洗患处。

3. 阴部湿疹：①苦参、蛇床子、地肤子各15 g，浮萍12 g，白矾6 g。先将前4味药水煎浓汤去渣，加入白矾调匀，外洗患处。②苦参、蛇床子、黄柏各15 g，陈茶叶10 g。水煎浓汤，坐浴。

4. 阴囊湿疹（绣球风）：苦参20 g，黄柏、蛇床子各15 g。第1次水煎液内服，第2次水煎液外洗患处。

5. 湿疹：苦参30 g，明矾15 g，花椒10 g，食盐3 g。水煎，熏洗患处。

6. 尖锐湿疣：苦参酊（含苦参提取物苦参总碱36％，或直接用苦参浸泡制成70％酊剂）。取药液湿敷患处，待药干时，再滴加药液1次，湿敷30分钟，每日敷2次。用药3天后复查，如疣脱落不再敷药，如疣未脱落，可再用药湿敷至疣脱落为止。

7. 疥癣，湿疹，脓疱疮，皮肤瘙痒症：苦参、地肤子、防风各10 g，甘草6 g。水煎服；另取苦参、蛇床子、苍术、白芷各15 g。水煎浓汤，外洗患处，每日2次。

8. 白癜风：苦参、硫黄、雄黄、密陀僧、白芷各6 g，蛇床子10 g，轻粉5 g。共研细粉，用酸醋调匀外搽患处，每日2次。

苦李根（铁包金、苦梨木）

▶**来源** 鼠李科植物长叶冻绿 *Rhamnus crenata* Sieb. et Zucc. 的根或根皮。

▶**形态** 落叶灌木。根粗壮，根皮外面黑色，里面鲜黄色。嫩枝有短柔毛。单叶互生；叶片倒卵状椭圆形、椭圆形或倒卵形，长4～14 cm，宽1.5～5 cm，边缘有锯齿，上面无毛，下面有毛或沿叶脉密生柔毛，侧脉每边7～12条；叶柄长约1 cm，密生柔毛。花黄绿色；聚伞花序腋生，总花梗和花梗均有短柔毛；花萼4～5裂；花瓣4～5片，先端微凹；雄蕊4～5枚；花柱不分裂，柱头不明显。核果近球形，直径6～7 mm，成熟时黑色或紫黑色。花、果期5～10月。

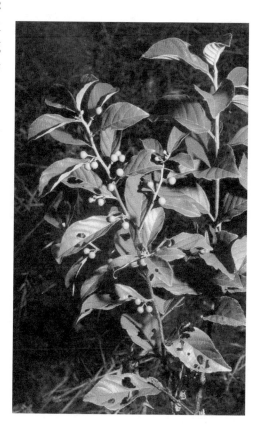

▶**生境分布** 生于山坡林边、路边、疏林下、灌丛中。分布于我国陕西、河南、江苏、浙江、江西、安徽、福建、台湾、湖北、湖南、广东、广西、海南、四川、贵州、云南等省（区）；越南、老挝、柬埔寨、朝

鲜、日本等地也有分布。

▶**采收加工** 秋季采收，除去杂质，趁鲜切片，晒干。用时洗净，切碎。

▶**性味功效** 苦、涩，寒；有毒。清热利湿，杀虫消炎，收敛止痒。

▶**用量** 10～15 g。外用适量。

▶**禁忌** 本品有毒，内服宜慎，孕妇忌服。

▶**验方** 1.阴囊湿疹奇痒：苦李根、草决明各30 g。共捣烂，用酸醋浸过药面，浸渍3日可用，取药液外搽患处，每日3次。

2.白疱疮，黄水疮：苦李根50 g，千里光30 g。水煎浓汤，外洗患处。

3.疥疮：①苦李根皮150 g。水煎浓汤，外洗患处。②苦李根皮适量。研细粉，加猪油调匀，用纱布包，烘热，外搽患处。

4.皮肤湿疹：①苦李根适量。水煎浓汤，外洗患处。②苦李根30 g，鲤鱼1条（重150～250 g）。水煲服。

5.湿疹，癣疾：苦李根、三叉苦根（芸香科）各30 g。共捣碎，用酸醋浸过药面，浸渍3～5日可用，取药液搽患处，每日数次。

苦 楝 皮

▶**来源** 楝科植物楝 *Melia azedarach* L.的树皮或根皮。此外，果实（苦楝子）、叶（苦楝叶）也入药。

▶**形态** 落叶乔木，通常高约10 m。树皮纵裂，灰褐色。小枝有明显的叶柄痕，有星状毛和短柔毛。2～3回羽状复叶互生，总叶柄基部膨大；小叶对生或互生；小叶片卵形、椭圆形或披针形，长3～7 cm，宽2～3 cm，基部偏斜，边缘有锯齿，嫩芽和嫩叶密生星状毛，老叶无毛。花紫色或淡紫色；圆锥花序腋生；花萼5深裂，有毛；花瓣5片，倒卵状匙形，长约1 cm，外面有短柔毛，内面近无毛；雄蕊

10枚，花丝合生呈管状，顶端有齿裂，花药生于裂齿间。核果近肉质，椭圆形或卵球形，长1.5～2 cm，宽1～1.5 cm，4～5室，每室有1颗种子。花期春季，果期夏、秋季。

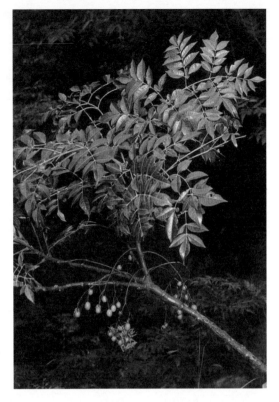

▶**生境分布**　生于旷野、平地、路边、溪边、山脚、村边、屋边，或栽培。分布于我国甘肃、河北、河南、山东、江苏、浙江、江西、安徽、台湾、湖北、湖南、广东、广西、海南、四川、贵州、云南等省（区）；亚洲热带、亚热带地区也有分布。

▶**采收加工**　树皮、根皮：春、秋季采，刮去外层粗皮，鲜用或晒干。果实：秋季采，鲜用或晒干。叶：夏、秋季采，多鲜用，随用随采。用时洗净，树皮、根皮切丝；果实捣碎；叶切碎。

▶**性味功效**　苦，寒；有毒。清热除湿，杀虫，止痒。

▶**用量**　外用适量。

▶**验方**　1.顽固性湿疹：①苦楝根皮、马缨丹（马鞭草科）、乌桕叶（大戟科）各适量。水煎浓汤，外洗患处，每日数次。②苦楝根皮适量。烧存性，研细粉，用茶油调匀涂搽患处，隔日洗去再涂，如此2～3次。

2.湿疹，皮肤瘙痒：鲜苦楝叶（或苦楝皮）适量。水煎浓汤，外洗患处。

3.疥癣：苦楝皮适量。研细粉，用酸醋调匀外搽患处。

4.足癣：①鲜苦楝叶适量。捣烂，用酸醋浸泡过药面，浸渍7日可用，取浸出液涂搽患处。②苦楝叶、千里光、两面针、辣蓼、生姜各适量。水煎浓汤，外洗患处。

5.头癣：①苦楝子适量。烤黄研细粉，加猪油或植物油调匀成膏状（制成50%），将头发剃光或剪短，先用清水洗头，然后用10%明矾水洗1次，再将药膏涂患处，每日1次，连续用药10日为1个疗程。②苦楝子（或苦楝皮）30g（研细粉），油蜡或凡士林30g。调匀涂患处（头发应剃光），早、晚各1次。③苦楝皮（或苦楝子）30g（研细粉），猪板油30g，调成糊状搽患处（头发应剃光），每日数次。④苦楝皮、黄豆各等量。共研细粉，用麻油调匀，外搽患处（头发应剃光）。

6.脓疱疮：①鲜苦楝叶500g，捣烂，水煎浓汤，待温，外洗患处5~10分钟，早、晚各洗1次。②苦楝叶、三角泡、马缨丹、大叶桉叶各适量。水煎浓汤，外洗患处，每日2次。

7.手足皮肤皲裂：①鲜苦楝子数枚。烘热揉搓出汁，外涂患处。②苦楝子60g。水煎浓汤，加黄酒少许，外洗患处。

8.皮癣，湿疹：苦楝根皮适量。放入酸醋内浸过药面，浸渍1~2日可用，取药液涂患处，每日数次。

松 树 根（松木根）

▶**来源** 松科植物云南松 *Pinus yunnanensis* Franch. 的根。此外，鲜叶（松叶）、树脂（松香）也入药。

▶**形态** 常绿乔木。根粗壮，外皮棕红色。树皮呈不规则鳞片状纵裂。老树干砍伤后有树脂流出，常于伤口处凝结成固体树脂（俗称松香）。嫩枝淡黄褐色，无毛。叶针状，螺旋状排列于枝上，通常3针1束，稀2针1束，不下垂或微下垂，长10～30 cm，直径约1.2 mm，边缘有细锯齿，两面均有气孔线；叶鞘淡红色，宿存。雄球花圆柱状，长约1.5 cm，生于新枝下的苞腋内，聚集成穗状；雌球花卵状球形，生于新枝顶端。球果圆锥状卵圆形，由多数种鳞组成，成熟时褐色或栗褐色，长5～11 cm，直径3～4 cm。种子褐色，长约5 mm，顶端有薄

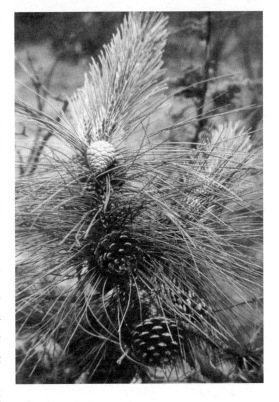

翅，连翅长1.6～2 cm。花期4～5月，果实成熟期次年10月。

▶**生境分布**　生于土山坡（酸性土壤）。分布于云南、贵州、四川、西藏、广西等省（区）。

▶**性味功效**　苦、涩，寒。祛风燥湿，消肿止痛，祛腐生肌，杀虫。

▶**用量**　外用适量。

▶**验方**　1. 风疹：松树根150 g，黑芝麻果壳120 g，扛板归（蓼科）90 g。水煎浓汤，熏洗患处。

2. 神经性皮炎：①鲜嫩松叶适量。水煎浓汤，外洗患处，渣外敷患处，每日洗3～4次。②松香、猪油各适量。煮成糊状，外涂患处，

每日数次。连续用药7～10日为1个疗程。

3. 阴囊瘙痒、抓破有渗液（肾囊风）：①鲜嫩松叶100 g。水煎浓汤，温洗患处。②鲜松叶250 g，蛇床子15 g，花椒（或竹叶花椒）10 g，食盐12 g。水煎汤，先熏后洗患处。

4. 顽癣：松树梢水浸去粗皮，取二层皮晒干研细粉，调醋搽患处。

5. 湿疹，漆疮，麦疵：鲜松叶适量。水煎浓汤，外洗患处。

6. 黄水疮：松香、枯矾、野菊花各适量。诸药分别共研细粉和匀，先用温开水洗患部，然后取药粉加食油调成糊状涂患处，每日涂2～3次。

7. 汗斑（花斑癣）：鲜松叶、鲜油茶树叶（山茶科）、鲜无根藤（樟科）各等量。水煎浓汤，外洗患处，每日数次。

附注　马尾松 *Pinus massoniana* Lamb. 的根、叶、松香、树梢的性能与云南松相同。

刺 苋 菜（勒苋菜）

▶**来源**　苋科植物刺苋 *Amaranthus spinosus* L. 的带根全草。

▶**形态**　一年生直立草本，高30～80 cm。根圆锥状。茎无毛或稍被毛。单叶互生；叶片菱状卵形或卵状披针形，长3～12 cm，宽1～5.5 cm，边缘全缘，无毛或嫩时沿叶脉有毛；叶柄长1～8 cm，无毛，在其旁边有2锐刺，刺长5～10 mm。花淡绿色；圆锥花序顶生或腋生；部分苞片常变形成2锐刺，少数具1锐刺；小苞片狭披针形；花被片5片；雄蕊5枚。胞果长圆形，成熟时盖裂。种子近球形，黑色。花、果期7～11月。

▶**生境分布**　生于空旷平地、园地杂草中、路边、村边。分布于我国陕西、河南、江苏、浙江、江西、安徽、福建、台湾、湖北、湖南、广东、广西、海南、四川、贵州、云南等省（区）；中南半岛、印度、菲律宾、马来西亚、日本、美洲等地也有分布。

▶**采收加工** 夏、秋季采收，除去杂质，晒干或鲜用。用时洗净，切碎。

▶**性味功效** 甘、淡，凉。清热利湿，凉血，解毒，消炎，止痒。

▶**用量** 外用适量。

▶**验方** 1. 稻田皮炎：鲜刺苋菜、鲜马齿苋（马齿苋科）、鲜韭菜叶（或鲜薄荷叶）各适量。共捣烂外敷患处，每日2～3次。

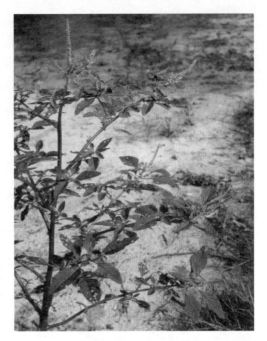

2. 湿疹：①鲜刺苋菜适量。水煎浓汤，加食盐少许，外洗患处或洗浴患处，每日3次。②刺苋菜、荷叶（或茎）各适量。水煎浓汤，外洗患处，每日3次。

虎 耳 草

▶**来源** 虎耳草科植物虎耳草 *Saxifraga stolonifera* Curt. 的全草。

▶**形态** 多年生草本，有鞭状细长的葡匐枝，密生卷曲长细毛，有鳞片状叶，先端常长幼株。茎有长腺毛，有1～4枚苞片状叶。单叶，基生叶有长柄；叶片肾形、心形或扁圆形，长1.5～7.5 cm，宽2～12 cm，边缘浅裂，裂片边缘有腺毛和细齿，上面绿色，有腺毛，沿

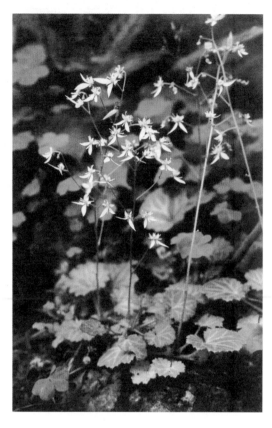

脉处有时有白色斑纹，下面通常紫红色，有腺毛，有斑点；叶柄长达21 cm，有长腺毛；茎生叶披针形，长约6 mm，宽约2 mm。花白色；聚伞圆锥花序；花葶由叶丛中抽出，有腺毛；花梗有腺毛；萼片5片，有腺毛；花瓣5片，其中3片较短，卵形，有黄色斑点，另外2片较长，披针形；雄蕊10枚；花盘半杯状，围绕于子房一侧，有小瘤突。蒴果卵圆形。花、果期4～11月。

▶**生境分布** 生于阴湿的岩石缝中、林下、溪边、草甸、灌丛。分布于我国陕西、甘肃、河北、河南、江苏、浙江、江西、安徽、福建、台湾、湖北、湖南、广东、广西、海南、四川、贵州、云南等省（区）；朝鲜、日本等地也有分布。

▶**采收加工** 春、夏季采收，除去杂质，鲜用或晒干。用时洗净，切碎。

▶**性味功效** 辛、苦，寒；有小毒。清热解毒，消炎，凉血，止痒。

▶**用量** 10～15 g。外用适量。

▶**验方** 1. 风疹瘙痒，湿疹：①鲜虎耳草30 g。水煎服。②鲜虎耳草适量。水煎浓汤，外洗患处，每日2～3次。③鲜虎耳草、鲜山香各等量。水煎，外洗患处，每日2次。

2. 皮疹奇痒：虎耳草6 g，蛇床子（伞形科）15 g，龙衣（蛇蜕）10 g。水煎服。

3. 风丹热毒：虎耳草15 g（鲜品30 g）。水煎服。

4. 湿疹：①鲜虎耳草适量。水煎浓汤，外洗患处，每日2次。②鲜虎耳草、鲜大叶桉叶各适量。水煎浓汤，外洗患处，每日2次。

垂穗石松（伸筋草、铺地蜈蚣）

▶**来源**　石松科植物灯笼石松 *Palhinhaea cernua*（L.）A.Francoet Vasc. 的全草。

▶**形态**　多年生草本。茎细长，卧地生长，后渐直立，直立部分高30～50 cm。根丝状，白色。单叶，微小，螺旋状排列，生于下部的稀疏，生于上部的密集；叶片线状钻形，长2～3 mm，绿色或稍带淡黄色，边全缘，先端锐尖，通常弯曲向上。孢子囊穗无柄，单个生于各侧生小枝顶端，直径2～3 mm，长0.8～2 cm，，圆柱状，下垂；孢子叶集合成穗状，阔卵形，顶端长渐尖，基部宽楔形，边缘有多数长睫毛；孢子囊肾

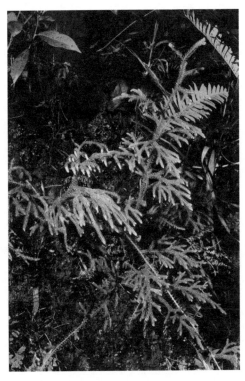

形或近球形，表面有网纹。孢子期夏、秋季。

▶**生境分布**　生于山坡、山脚草丛中、山溪边、旷野灌丛中、林下阴湿石上。分布于我国浙江、江西、福建、台湾、湖南、广东、广西、海南、四川、贵州、云南等省（区）；亚洲热带其他地区也有分布。

▶**采收加工**　夏、秋季采收，除净杂质，鲜用或晒干。用时洗净，切短段。

▶**性味功效**　微甘、涩，平。祛风止痒，利湿，敛汗固表。

▶**用量**　外用适量。

▶**禁忌**　孕妇慎用。

▶**验方**　1.湿疹：①垂穗石松、漆大姑（大戟科毛果算盘子）、葫芦茶（豆科或蝶形花科）各适量。水煎浓汤，外洗患处，每日2次。另取枯矾、雄黄、密陀僧、黄丹各6 g，冰片0.3 g。共研细粉，外洗后，用茶油调药粉搽患处，每日2次。②鲜垂穗石松、鲜马缨丹、鲜大叶桉叶各适量。水煎浓汤，外洗患处，每日2～3次。

2.带状疱疹：垂穗石松适量。切碎，炒存性（炒至内黑外焦黄），研细粉，麻油调匀，涂患处，每日数次。

3.稻田皮炎：①垂穗石松适量。水煎浓汤，外洗患处，每日3次。②垂穗石松、了哥王（瑞香科）、苦楝树皮（楝科）各适量。水煎浓汤，外洗患处，每日3次。

狗　仔　花

▶**来源**　菊科植物咸虾花 *Vernonia patula*（Ait.）Merr. 的全草。

▶**形态**　一年生直立草本。嫩枝圆柱形，有短柔毛。单叶互生；叶片卵形或卵状椭圆形，长2～7 cm，宽1～4 cm，边缘有浅锯齿，上面有疏短柔毛或近无毛，下面有灰白色柔毛。花小，淡紫红色；头状花序直径8～10 mm，通常2～3个生于枝顶或成对着生；总苞扁球形；总苞片绿色或稍带紫色，有柔毛，杂有腺体；全为管状花，花冠管5裂；雄蕊5枚，花药连合。瘦果圆柱状，长约1.5 mm，有4～5棱，无毛，有腺点，顶端有冠毛，长约3 mm。花、果期7～12月。

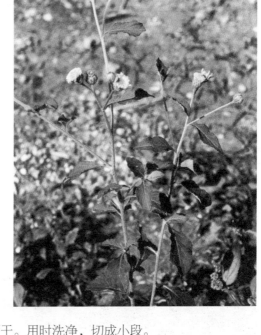

▶**生境分布** 生于旷野荒坡、村边、路边草地上。分布于我国福建、台湾、广东、广西、海南、云南等省（区）；中南半岛及印度、菲律宾、印度尼西亚等地也有分布。

▶**采收加工** 夏、秋季采收，除净杂质，晒干。用时洗净，切成小段。

▶**性味功效** 苦、辛，平。疏风清热，凉血解毒。

▶**用量** 15～30 g。外用适量。

▶**验方** 1.荨麻疹：鲜狗仔花叶适量。捣烂取汁，外搽患处，或捣烂加水适量，外搽患处，或水煎，外洗患处。每日2～4次。

2.疱疹：狗仔花60 g，野菊花30 g，古羊藤（萝藦科马连鞍，又名藤苦参）15 g。水煎服。另取鲜狗仔花叶、鲜凤仙花叶各等量，捣烂，调醋外搽患处。

3.接触性皮炎：鲜狗仔花适量。捣烂取汁涂患处。

泡 角 叶（皂布叶、纤序鼠李）

▶**来源** 鼠李科植物尼泊尔鼠李 *Rhamnus napalensis*（Wall.）Laws.的叶。此外，根（泡角根）也入药。

▶**形态** 直立灌木或藤状灌木。枝无刺；嫩枝有短柔毛。根粗壮，根皮外面黑色，里面灰黄色。单叶，大小异形，交替互生；小片叶卵圆形或近圆形，长2.5～5 cm，宽1.5～2.5 cm；大片叶椭圆状长圆形或宽椭圆形，长6～17 cm，宽3～8.5 cm，先端尖，基部圆形，边缘有圆钝锯齿，上面无毛，下面仅脉腋有簇毛，干时变灰黑色。花小，雌雄异株；总状花序或聚伞圆锥花序腋生，长达12 cm，花序轴有短柔毛；花萼5齿；花瓣5片，匙形，顶端钝或微凹；雄蕊5枚，与花瓣等长或稍短。核果倒卵状球形，直径约6 mm，红色，3室，基部有宿存萼片。种子3粒。花、果期10～12月。

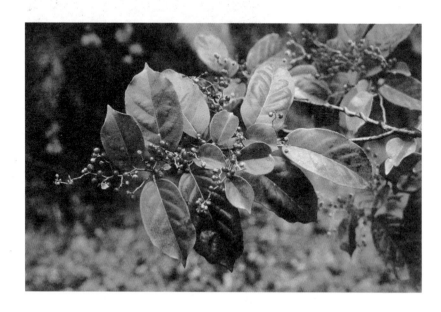

▶**生境分布**　生于山坡路边、疏林下、灌丛中。分布于我国浙江、江西、福建、台湾、湖南、湖北、广东、广西、海南、贵州、云南、西藏等省（区）；越南、印度、尼泊尔等地也有分布。

▶**采收加工**　全年可采收，除净杂质，根趁鲜切片，鲜用或晒干。用时洗净，分别切碎。

▶**性味功效**　辛、温；有毒。祛风燥湿，杀虫止痒。

▶**用量**　外用适量。

▶**验方**　1. 湿疹：①泡角根适量。水煎浓汤，外洗患处。②鲜泡角叶、鲜大叶桉叶各等量。水煎浓汤，外洗患处。③鲜泡角叶适量。捣烂取汁涂患处，每日数次。

2. 癣疾：①泡角根适量。水煎浓汤，涂搽患处。②鲜泡角叶适量。捣烂取汁涂搽患处，每日数次。③泡角叶、苦楝根皮各适量。水煎浓汤，外洗患处，每日数次。

3. 疥疮：泡角叶、吴茱萸、硫黄各15 g，猪油15 g。前3味药研细粉，与猪油调匀，用薄布包裹，将药包烘热，熨搽患部至痒止为度，每日数次。

枯　矾（煅明矾、煅白矾）

▶**来源**　为明矾石 Alunite 经加热脱去结晶水的煅制品。

▶**性状**　白色质地疏松的结块，性脆，不透明，能溶于30倍的水中。

▶**产地**　同白矾。

▶**采收加工**　将明矾石制成白矾，捣碎，铺在锅上加热煅烧，火力要均匀，开始时白矾烊化为汁，继续加热，则水分蒸发，干燥而引起体积膨胀，取出即为枯矾。

▶**性味功效**　酸、涩，寒；有毒。杀菌，防腐，收敛，止痒，蚀恶肉。

▶**用量**　一般作外用。外用适量。

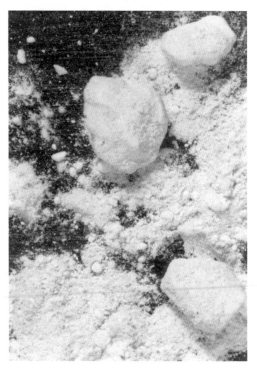

▶验方 1.婴儿湿疹：枯矾15 g，黄连30 g。共研细末，用凡士林调成软膏，外涂患处。

2.慢性湿疹：①枯矾、黄丹、雄黄、松香各等量。共研细末，用香油调匀，外搽患处。②枯矾、熟石膏各20 g，雄黄7 g，冰片1 g。共研细末，用凡士林200 g调匀，外搽患处。

3.慢性湿疹，皮肤粗糙增厚：枯矾10 g，煅石膏60 g，白及（兰科）30 g，密陀僧20 g，轻粉15 g。共研细末，用凡士林200 g调匀，外敷患处。

4.带状疱疹：枯矾、黄丹各适量。共研细末，用酸醋调匀，外敷患处。

5.疥癣，荨麻疹：枯矾、蛇床子（伞形科）、白鲜皮（芸香科）各适量。先将后2味药水煎浓汤，去渣，加入枯矾待溶化，熏洗患处。

6.足癣，足趾缝湿烂：①枯矾、黄柏各适量。共研细末，洗净脚后，撒于患处。②枯矾、五倍子各适量。共研细末，洗净脚后，撒于患处。

7.体癣（钱癣）：枯矾6 g，硫黄12 g，大黄、花椒、密陀僧各2 g。共研细末，用酸醋调匀，外搽患处。

8.阴汗湿痒：枯矾适量。研细末扑患处；或枯矾适量，泡汤洗患处。

9.湿疹，黄水疮：枯矾15 g，黄豆炭30 g，冰片2 g。共研细末，用香油调匀，外搽患处。

10. 湿疹：枯矾、密陀僧、赤石脂、炉甘石、石膏各15 g，轻粉3 g，黄柏10 g。共研细末，用酸醋调匀，外搽患处，每日数次。

11. 尖锐湿疣：枯矾15 g（另包，后加入），大黄、板蓝根、虎杖各30 g，大青叶、丹参各20 g，龙胆草、赤芍各15 g。先将后7味药水煎取浓汤，后加入枯矾调匀，外洗患处，每日1～2次，连用7日为1个疗程。

柠檬桉叶

▶**来源**　桃金娘科植物柠檬桉 *Eucalyptus citriodora* Hook. f. 的叶及带叶嫩枝。

▶**形态**　常绿乔木，高达28 m。树皮光滑，灰白色，大片状逐年脱落。嫩枝无毛，有浓郁的柠檬气味。单叶互生；叶片狭披针形，长10～15 cm，宽约1 cm，稍弯曲，先端尖，基部狭，边缘全缘，两面均无毛，侧脉在靠近叶缘处连结成边脉，两面均有黑色腺点，揉之有浓郁的柠檬气味。花小，白色；圆锥花序腋生；花梗长约4 mm；花蕾长倒卵形，长约7 mm；萼筒长约5 mm；花瓣4片，与4片萼片合生成一帽状体，帽状体长约1.5 mm，先端圆，有一小

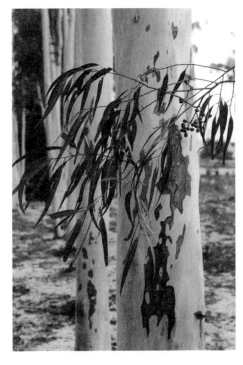

尖突，花开放时帽状体整个脱落；雄蕊多数，长约7 mm。蒴果壶形，长1～1.2 cm，宽5～10 mm，果瓣藏于萼筒内。花、果期4～9月。

▶**生境分布** 栽培植物。我国福建、台湾、广东、广西、海南、四川、云南等省（区）有栽培；原产于澳大利亚。

▶**采收加工** 同大叶桉叶。

▶**性味功效** 同大叶桉叶。

▶**用量** 同大叶桉叶。

▶**验方** 同大叶桉叶。

鸦 胆 子

▶**来源** 苦木科植物鸦胆子 *Brucea javanica*（L.）Merr. 的成熟果实。

▶**形态** 灌木。树皮和根皮均有苦味。嫩枝有黄色柔毛。单数羽状复叶互生，有小叶7～15片；小叶片卵形或卵状披针形，长4～8 cm，宽1.5～4 cm，边缘有粗锯齿，两面均有毛，下面毛较密。花小，暗紫色；雌雄同株或异株；圆锥花序腋生；雌花序较短，长为雄花序的一半；雄花序长15～25 cm；雄花：萼片4片，有毛；花瓣4片，

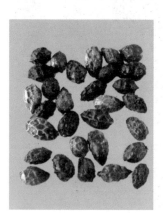

分离；雄蕊4枚；雌花：萼片和花瓣与雄花同。核果1～4枚，分离，长卵形，长径6～8 mm，宽径4～6 mm，成熟时灰黑色，干后有明显的不规则多角形网纹。花期夏季，果实成熟期10月。

▶**生境分布** 生于山坡、旷野、路边灌丛中。分布于我国福建、台湾、广东、广西、海南、云南、西藏等省（区）；亚洲东南部至大洋洲北部等地也有分布。

▶**采收加工** 秋、冬季果实成熟时

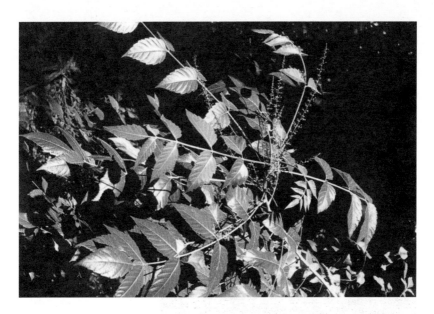

采收，除净杂质，晒干。用时洗净，晒干，捣碎，或榨油（鸦胆子油）。

▶**性味功效**　苦、寒；有小毒。清热止痢，截疟，燥湿，杀虫，腐蚀赘疣。

▶**用量**　0.5～2 g。外用适量。

▶**禁忌**　孕妇及幼儿禁用。

▶**验方**　1. 皮肤赘疣：鸦胆子种仁适量，研成糊状，敷患处（最好用胶布剪孔，孔大小视赘疣大小而定，以保护健康皮肤），胶布固定，隔3～4日换药。如疣肉已脱，不再敷药，换敷凡士林收口。

2. 脚底鸡眼：先取鲜鸦胆子叶水煎浓汤，浸洗患处，然后剪去鸡眼，再用鸦胆子种仁适量捣烂涂满患处，注意保护患处周围健康皮肤，用胶布封固，7日换药1次。如鸡眼已脱，不再敷药，换敷凡士林收口。

3. 尖锐湿疣：鸦胆子油250 ml，薄荷脑、冰片各2 g。共调匀，外涂患处，每日2次。

韭 菜 叶（扁菜叶）

▶**来源** 百合科（或石蒜科）植物韭菜 *Allium tuberosum* Rottl.ex. Spreng. 的地上部分。此外，鳞茎（韭菜根）也入药。

▶**形态** 多年生草本。揉之有葱、蒜气味。鳞茎圆柱形，通常1～3个簇生，鳞茎外皮破裂成纤维状，呈网纹。根状茎倾斜横生。叶基生；叶片肉质，扁平，条形，实心，长15～30 cm，宽1.5～8 mm，边缘全缘，两面均绿色，无毛。花白色或带粉红晕；伞形花序近球形，生于花茎顶端，有花20～40朵；花茎圆柱形，有2纵棱，高25～60 cm；小花梗近等长，比花被片长2～4倍，基部有小苞片；花被片6片，长4～7 mm，宽2～3.5 mm；雄蕊6枚。蒴果倒心形。种子黑色，扁卵形，长2～4 mm，宽1～3 mm，表面有网纹。花、果期7～9月。

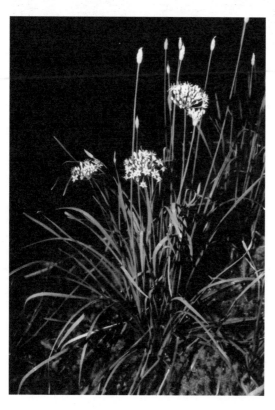

▶**生境分布** 栽培植物。全国各省（区）有栽培；世界各地也有栽培。

▶**采收加工** 夏

季采收，除净杂质，分别洗净，鲜用。用时洗净，分别切碎。

▶**性味功效**　辛、甘，温。散淤活血，消肿止痛。

▶**用量**　60～150 g。外用适量。

▶**验方**　1.皮肤过敏性痒疹：鲜韭菜叶60 g，青皮鸭蛋1个。蛋去壳共煮熟食。

2.荨麻疹（风疹）：①鲜韭菜叶、鸡毛各适量。水煎，外洗患处，连续使用2～3日。②鲜韭菜叶适量。捣烂加热外搽患处，每日数次。③鲜韭菜叶适量。捣烂，用布包外搽患处。④鲜韭菜叶适量，生盐少许。共捣烂，外搽患处。

3.稻田皮炎：鲜韭菜叶适量。捣烂，外搽患处。

4.漆疮（漆过敏）：①鲜韭菜叶（或韭菜全草）适量。水煎，外洗患处。②鲜韭菜叶适量，生蟹数只。共捣烂，涂敷患处。

5.汗斑：鲜韭菜叶30 g，硼砂6 g。共捣烂，用布包外搽患处。

6.皮肤瘙痒：鲜韭菜叶适量，硫黄少量。共捣烂，用布包外搽患处。

7.头癣：鲜韭菜鳞茎适量。捣烂，调蛋清，油煎后，敷头上患处（剃去患处头发）。蛋不能吃。

8.全身瘙痒症：鲜韭菜叶250 g。捣烂，冲开水，外洗全身，每日1～2次。

9.皮癣，湿疹：鲜韭菜叶、生大蒜各适量。共捣烂，炒热外搽患处，每日数次。

香 椿 皮 （椿芽木皮）

▶**来源**　楝科植物香椿 *Toona sinensis*（A.Juss.）Roem. 的树皮或根皮。

▶**形态**　落叶乔木。根粗壮，圆柱形，外皮黑色。树皮赭褐色或褐色。嫩枝无毛。双数羽状复叶互生，长达60 cm，有小叶14～28片，小叶对生或互生；小叶片卵状披针形、卵状长圆形或披针形，长6～

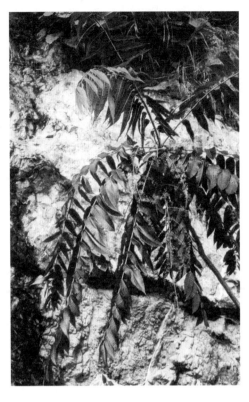

17 cm，宽2.5～4.5 cm，基部不等，极偏斜，边缘有疏锯齿，少有全缘，嫩时稍有毛，后两面均无毛。花白色；圆锥花序顶生，下垂，与叶等长或更长，少有短于叶；花萼杯状，有毛，5齿裂；花瓣5片，无毛；雄蕊10枚，其中5枚不发育。蒴果木质，狭椭圆形，长2～3 cm，成熟时褐色，5瓣开裂。种子扁平，一端有膜质长翅。花期6～7月，果期10～11月。

▶**生境分布**　生于山坡疏林中或栽培于路边、村边、园边。分布于我国华东地区、中南地区及山西、河北、内蒙古、四川、贵州、云南等省（区）；朝鲜等地也有分布。

▶**采收加工**　夏、秋季采收，除去杂质，刮去外层皮，晒干或鲜用。用时洗净，切碎。

▶**性味功效**　苦、涩，凉。清热燥湿，收敛固涩。

▶**用量**　外用适量。

▶**验方**　1.牛皮癣：香椿树皮、曼陀罗根（茄科）各15 g，酸醋500 ml。共浸泡7日可用，取药酒外搽患处，每日数次。

2.疥疮，癣癞：①香椿根皮适量。水煎浓汤，外洗患处。②香椿树皮适量。水煎浓汤，外洗患处。另取硫黄、石膏各30 g，共研细末，用麻油调匀，外搽患处，每日数次。

重　楼（七叶一枝花、草河车）

▶**来源**　百合科（或延龄草科）植物滇重楼 *Paris polyphylla* Smith var. *yunnanensis*（Franch.）Hand.-Mazz. 的根状茎。

▶**形态**　多年生直立草本，高35～100 cm。根状茎横生，圆柱形，稍扁圆，粗厚，长4～10 cm，直径1～3 cm，外面黄褐色，内面白色，密生多数环节，节上有多数须根。茎单一，圆柱形，无毛。单叶，5～10片轮生于茎顶；叶片倒卵形、倒卵状长圆形或倒卵状披针形，长7～15 cm，宽2.5～5.5 cm，先端尖，基部宽楔形，边缘全缘或波状，两面均无毛；叶柄长0.5～2 cm。花淡黄色，单朵生于花梗顶端；花梗由茎顶抽出，长10～30 cm；花被2轮，外轮花被片4～6片，叶状，披针形，长3～4.5 cm，绿色；内轮花被片条形，6～8片，淡黄色，中部以上宽达3～6 mm，长为外轮的1/2或近等长；雄蕊10～12枚，花药长1～1.5 cm，花丝极短，药隔突出部分长1～3 mm；子房有棱，侧膜胎座，1室，顶端有一盘状花柱

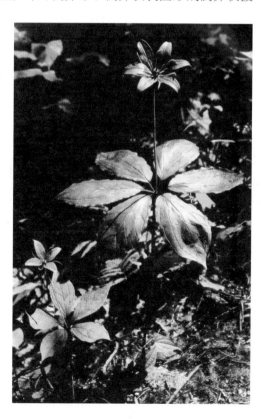

基；花柱分枝粗短。果实近球形，成熟时不规则开裂。种子多数，假种皮鲜红色。花期6～7月，果期9～10月。

▶**生境分布** 生于高山阴湿林下、路边。分布于福建、湖北、湖南、广西、云南、四川、贵州等省（区）。

▶**采收加工** 同七叶一枝花。

▶**性味功效** 同七叶一枝花。

▶**用量** 同七叶一枝花。

▶**禁忌** 同七叶一枝花。

▶**验方** 同七叶一枝花

鬼 针 草（三叶鬼针草、虾钳草）

▶**来源** 菊科植物白花鬼针草 *Bidens pilosa* L.var. *radiata* Sch.-Bip. 的全草。

▶**形态** 一年生直立草本。嫩茎有极稀疏柔毛，老茎无毛。叶对生，茎下部叶3裂或不分裂；茎中部叶3出复叶，通常有小叶3片；顶生小叶片较大，侧生小叶片较小，长圆形或卵状长圆形，边缘有锯齿，无毛或有极稀疏柔毛；茎上部叶小，条状披针形，3裂或不分裂。花白色；头状花序直径约1 cm，单个顶生或排成伞房状；花序梗长1～8 cm；外层总苞片条状匙形，先端增宽，无毛或仅边缘有稀疏短柔毛；边缘为舌状花，舌片椭圆状倒卵形，长5～8 mm，宽3.5～5 mm，先端钝或有缺刻；中央为管状花，5齿裂；雄蕊5枚，花药连合。瘦果条形略扁，黑色，顶端渐狭，有3～4条芒刺，芒刺上有倒生刺毛。花、果期夏季。

▶**生境分布** 生于平地、荒地、村边、路边、沟边。分布于我国江苏、浙江、江西、安徽、福建、台湾、湖南、湖北、广东、广西、海南、四川、贵州、云南等省（区）；亚洲和美洲的热带、亚热带地区也有分布。

▶**采收加工** 夏季采收，除去杂质，鲜用或晒干。用时洗净，切碎。

▶**性味功效** 苦，寒。清热解毒，祛风止痒。

▶**用量** 10～30 g。外用适量。

▶**验方** 1.荨麻疹：①鬼针草、红背山麻杆（大戟科）各等量。水煎浓汤，外洗患处。②鲜鬼针草、鲜墨旱莲、鲜飞扬草（大戟科）、鲜小飞扬草（大戟科）各等量。共捣烂外敷患处；另取上药各10 g（干品，鲜品30 g），水煎内服。

2.急性湿疹：①鲜鬼针草、鲜大叶桉叶（桃金娘科）、鲜算盘子叶

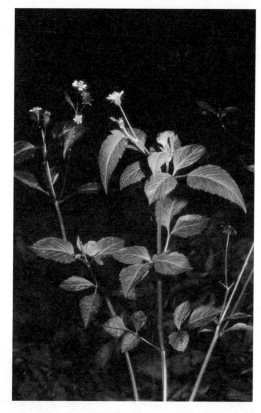

（大戟科）各等量（干品也可）。水煎浓汤，外洗患处或烘干研细粉撒患处。②鬼针草、山芝麻茎叶（梧桐科）、节节花（茜草科耳草）各等量。水煎浓汤，外洗患处，每日2～3次。

鬼画符（青凡木、黑面叶）

▶**来源** 大戟科植物黑面神 *Breynia fruticosa* （L.） Hook.f. 的全株。

▶**形态** 灌木，高1～3 m。根粗壮，圆柱形，表面棕红色，断面淡黄白色。嫩枝扁圆状，无毛。单叶互生；叶片革质，卵形、宽卵形或菱状卵形，长3～7 cm，宽1.5～3.5 cm，顶端钝或急尖，边缘全缘，两面均无毛，上面深绿色，有的有条状白色环纹或块状斑纹（小昆虫爬过后留下的痕迹），下面粉绿色，干后变黑色；托叶三角状披针形。花小，黄绿色，单性，雌雄同株；单朵或2～4朵簇生于叶腋；雌花位于枝上部，雄花位于枝下部；雄花：花萼6齿裂；花瓣缺；雄蕊3枚，合生成柱；雌花：花萼6浅裂，结果时增大1倍，辐射张开呈盘状。蒴果圆球状，直径约7 mm，生于扩大的宿存花萼上。花期4～9月，果期5～12月。

▶**生境分布** 生于山坡、路边、沟边、平地旷野灌丛中、林边、村边。分布于我国浙江、福建、台湾、广东、广西、海南、四川、贵州、云南等省（区）；越南等地也有分布。

▶**采收加工** 全年可采收，除净杂质，切片，晒干。用时洗净，切碎。

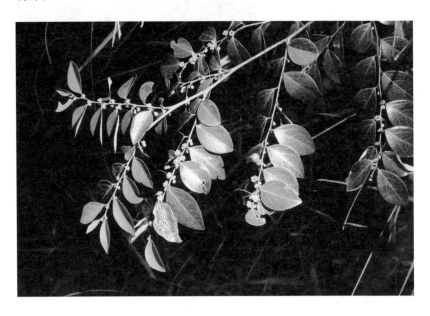

▶**性味功效**　微苦、涩，凉；有小毒。清热解毒，收敛止痒。

▶**用量**　外用适量。

▶**验方**　1.漆树过敏，皮肤过敏：①鬼画符、漆大姑（大戟科）、千里光（菊科）各等量。水煎浓汤，外洗患处，每日2～

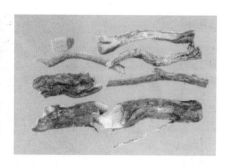

3次。②鬼画符、漆大姑、鸡毛各等量。水煎浓汤，待凉，外洗患处，每日2～3次。③鬼画符叶适量。水煎浓汤，外洗患处。

2.阴囊湿疹：鬼画符60 g，百部30 g。水煎浓汤，外洗患处。

3.脓疱疮：①鲜鬼画符叶适量。捣烂，外敷患处。②鬼画符、千里光各等量。水煎浓汤，外洗患处。

盐肤木叶（五倍子树叶）

▶**来源**　漆树科植物盐肤木 *Rhus chinensis* Mill. 的叶及带叶嫩枝。此外，五倍子 [盐肤木上的虫瘿，主要由五倍子蚜 *Melaphis chinensis*（Bell）Baker 寄生而形成] 也入药。

▶**形态**　落叶灌木或小乔木。嫩枝、叶轴、花序轴和叶柄均密生锈色短柔毛。单数羽状复叶互生，小叶7～13片，自下而上逐渐增大；叶轴常有狭翅；小叶片卵形、椭圆状卵形或长圆形，长6～12 cm，宽3～7 cm，边缘有粗锯齿，上面近无毛或中脉有毛，下面粉绿色，密生锈色柔毛，叶脉在上面凹陷。树枝、叶轴或叶柄上常有虫瘿（即五倍子）。花白色；圆锥花序顶生；花萼5裂；花瓣5片；雄蕊5枚。核果扁球形，直径约5 mm，有柔毛和腺毛，成熟时红色。花期8～9月，果实成熟期10月。

▶**生境分布**　生于向阳山坡、山谷、路边、溪边、疏林或灌丛

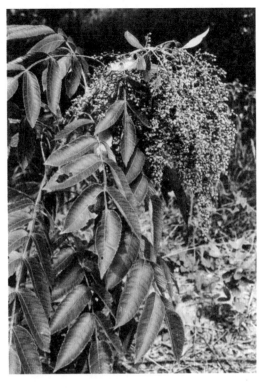

中。分布于我国山西、河北、陕西、甘肃、宁夏、青海、山东、河南、江苏、浙江、江西、安徽、福建、台湾、湖北、湖南、广东、广西、海南、四川、贵州、云南、西藏等省（区）；中南半岛及印度、马来西亚、印度尼西亚、朝鲜、日本等地也有分布。

▶**采收加工** 叶：夏、秋季采，鲜用或晒干。虫瘿（五倍子）：夏季采，用沸水略煮或蒸至表面呈灰色，杀死虫瘿内蚜虫，取出，晒干。用时洗净，分别切碎。

▶**性味功效** 叶：咸，凉。清热凉血，祛风止痒。五倍子：酸、咸、涩，寒。固涩敛汗，杀虫止痒。

▶**用量** 外用适量。

▶**验方** 1. 漆疮（漆过敏）：①盐肤木叶适量。水煎浓汤，外洗患处。②盐肤木叶、漆大姑（大戟科）各等量。水煎浓汤，外洗患处。

2. 过敏性皮炎：盐肤木叶、千里光（菊科）、扛板归（蓼科）、漆大姑各100 g。水煎浓汤，外洗患处，每日2～3次。

3. 小儿白疱疮：盐肤木叶、千里光、金银花藤、一枝黄花（菊科）、葫芦茶各等量。水煎浓汤，外洗患处。

4. 小儿湿疹：①盐肤木叶适量。水煎浓汤，外洗患处。②五倍子适量。研细粉，敷患处，每日数次。

5. 阴囊湿疹，渗出糜烂者：五倍子、黄柏各等量。共研细粉，外敷患处。

6. 稻田皮炎：①五倍子250 g，明矾100 g，白酒1000 ml。共浸泡2日，取药液外搽患处，每日3～4次。②五倍子适量。研细粉，用酸醋调匀，外敷患处。③五倍子、蛇床子各30 g。水煎，外洗患处。

7. 急性湿疹，水疱，糜烂：五倍子、黄柏各等量。共研细粉，用香油调匀，外敷患处。

8. 癣，神经性皮炎：五倍子、鸡内金各1只。共研细粉，用麻油调匀，外敷患处。

9. 鹅掌风（千层癣）：五倍子、芜荑（榆科大果榆种子加工后的成品）各30 g。共研细粉，用酸醋调匀，外搽患处，勿下水。

10. 阴部湿疹：五倍子30 g，枯矾、蛇床子各15 g。水煎浓汤，外洗患处。

鸭 跖 草 （竹壳菜）

▶**来源**　鸭跖草科植物鸭跖草 *Commelina communis* L. 的全草。

▶**形态**　一年生卧地草本。茎圆柱形，肉质，节上生根，嫩茎斜升，有短柔毛。单叶互生；叶片披针形或卵状披针形，长3～9 cm，宽1.5～2 cm，两面均无毛，基部下延成叶鞘，叶鞘边缘全缘，有短柔毛。花深蓝色；聚伞花序生于叶腋，由叶状总苞片托住；叶状总苞片卵状心形，长约2 cm，顶端急尖，边缘有毛，有长1.5～4 cm的柄；萼片3片，长约5 mm；花瓣3片，长约1 cm；发育雄蕊3枚，花丝无毛。蒴果椭圆形，长5～7 mm，2室，每室有种子2粒。种子长约3 mm，有小窝点。花、果期6～10月。

▶**生境分布**　生于潮湿的沟边、田边、路边、草地上。分布于我国辽宁、吉林、黑龙江、甘肃、河北、山东、河南、江苏、浙江、江

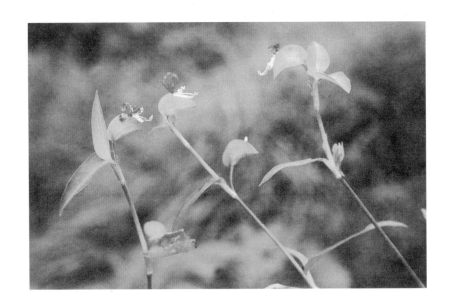

西、安徽、福建、台湾、湖北、湖南、广东、广西、海南、贵州、四川、云南等省（区）；越南、朝鲜、日本、俄罗斯远东地区、北美等地也有分布。

▶**采收加工**　夏、秋季采收，除净杂质，鲜用或晒干。用时洗净，切碎。

▶**性味功效**　甘、淡，寒。清热凉血，利尿消肿。

▶**用量**　30～60 g。外用适量。

▶**验方**　1. 丹毒：鲜鸭跖草叶片50片，酸醋500 ml。将叶片放入醋内浸泡1小时，取出叶片敷患处，干后更换。

2. 荨麻疹：①鸭跖草、狗仔花（菊科咸虾花）、浮萍（浮萍科紫萍）各30 g。水煎汤2碗，内服半碗，余汤外洗患处。②鲜鸭跖草、鲜狗仔花、鲜三叉苦叶（芸香科）各适量。共捣烂，取汁涂患处。

3. 小儿丹毒：鲜鸭跖草100 g。捣汁服。

鸭脚木皮

▶**来源**　五加科植物鹅掌柴 *Schefflera octophylla*（Lour.）Harms 的树皮。

▶**形态**　乔木或灌木。茎有明显的叶柄痕，嫩枝密生星状短柔毛。掌状复叶互生，小叶通常6～9片；小叶片椭圆形、长圆状椭圆形或倒卵状椭圆形，长9～17 cm，宽3～5 cm，边缘全缘，幼时密生星状短柔毛，后渐脱落，老时两面无毛或除下面中脉和脉腋有毛外，其余均无毛；叶柄长15～30 cm；小叶柄长1.5～5 cm。花白色；由伞形花序组成圆锥状，顶生，长20～30 cm；每个伞形花序有花10～15朵；花萼筒状，有星状毛，后无毛，边全缘或有5～6小齿；花瓣5～6片，无毛；雄蕊5～6枚；花柱粗短，长不及0.5 mm。核果球形，成熟时紫黑色，直径约5 mm，有不明显的纵棱，宿存花柱粗短，长1 mm或稍短。花、果期11～12月。

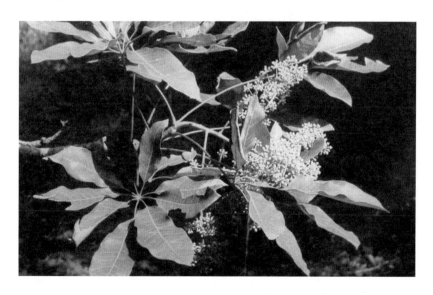

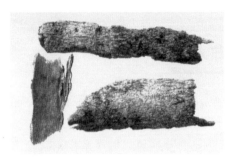

▶**生境分布**　生于山野溪边、山谷、山坡林中或向阳山坡。分布于我国浙江、福建、台湾、湖南、广东、广西、海南、云南、西藏等省（区）；越南、印度、日本等地也有分布。

▶**采收加工**　全年可采收，趁鲜刮去外层粗皮，取二层皮，晒干或鲜用。用时洗净，切丝或切碎。

▶**性味功效**　苦、涩，凉。清热解毒，凉血消炎。

▶**用量**　外用适量。

▶**验方**　1.漆疮（漆过敏）：①鸭脚木皮适量。水煎浓汤，待温外洗患处。②鸭脚木皮、漆大姑各适量。水煎浓汤，外洗患处。③鸭脚木皮（或鲜鸭脚木叶）、鸡毛各适量。水煎浓汤，外洗患处。

2.慢性湿疹：鸭脚木皮适量。水煎浓汤，外洗患处。

3.风疹、湿疹、漆疮：鲜鸭脚木皮或鲜鸭脚木叶适量。水煎浓汤，熏洗患处。

臭梧桐叶

▶**来源**　马鞭草科植物海州常山 *Clerodendrum trichotomum* Thumb. 的叶或嫩叶。

▶**形态**　落叶灌木或小乔木。根粗壮，有臭气。嫩枝略呈四方形，有短毛，老枝圆柱形，近无毛。单叶对生，有长柄，揉之有臭气；叶片卵形、卵状椭圆形或三角状卵形，长5～16 cm，宽3～13 cm，边缘全缘或有波状齿，嫩时两面有短柔毛，老时上面无毛，下面有毛或近无毛，有黄色腺点。花白色或染粉红色；伞房状聚伞花序顶生或腋生；花萼紫红色，长11～15 mm，5深裂，裂片卵形或卵状椭圆形；花冠长约2 cm，5深裂；雄蕊4枚，伸出花冠管之外。核果近球形，成熟时蓝色，包于增大的宿萼内。花、果期6～11月。

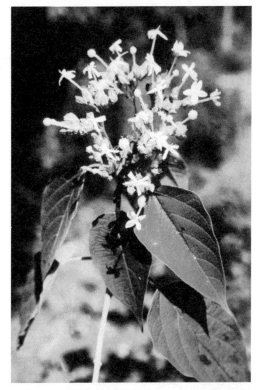

▶**生境分布** 生于空旷山野、林边、沟边、坡地、灌丛中。分布于我国辽宁、陕西、内蒙古、甘肃、河北、山西、山东、河南、江苏、浙江、江西、安徽、福建、台湾、湖北、湖南、广东、广西、海南、贵州、云南、四川等省（区）；菲律宾、朝鲜、日本等地也有分布。

▶**采收加工** 夏、秋季采收，晒干。用时洗净，切碎。

▶**性味功效** 苦，寒。平肝凉血，祛风燥湿。

▶**用量** 外用适量。

▶**验方** 1. 湿疹，痱子发痒：臭梧桐叶（嫩枝叶）适量。水煎浓汤，外洗患处或洗浴。

2. 鹅掌风，灰指甲：臭梧桐叶、皂荚（豆科或芸实科）、食盐各100 g。共研细粉，加食醋500 ml拌匀，浸泡1日后可用，每日将患处浸7小时，连浸7日，浸时不可加入水，初浸时患处可能有奇痒难忍的感觉。

3. 足癣，湿疹：臭梧桐叶粉60 g，氧化锌6 g，碳酸4滴，蓖麻油50 ml。共调匀，搽患处。

4. 阴囊湿疹：臭梧桐叶100 g，枯矾6 g。先将臭梧桐叶水煎取汁。然后加入枯矾粉调匀，外洗患处。

海南蒲桃叶（野冬青叶）

▶**来源**　桃金娘科植物乌墨 *Syzygium cumini*（L.）Skeels 的叶及带叶嫩枝。

▶**形态**　常绿乔木，高6～10m。树皮灰白色或淡褐色，厚而坚硬粗糙。嫩枝圆柱状或稍扁平，无毛。单叶对生；叶片阔椭圆形或长圆

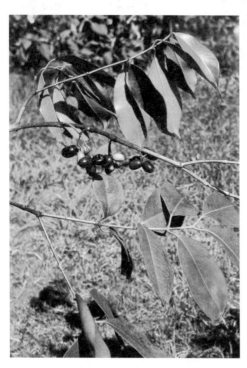

状椭圆形，长6～12 cm，宽4～7 cm，边缘全缘，两面均无毛，对光可见许多透明腺点，侧脉纤细、致密，脉间相隔1～2 mm，两面均明显，离边缘1 mm连结成1条边脉；叶柄长2～3 cm。花白色，3～5朵簇生，有短柄，芳香；聚伞花序排成圆锥状，长达11 cm，侧生或腋生；萼管倒圆锥状，长4 mm，顶端常截形；花瓣4片，脱落；雄蕊多数，花丝分离，长4～5 mm。浆果或核果状，长圆形，长1～2 cm，直径5～10 mm，成熟时紫

红色至紫黑色，内有种子1粒。花期春季，果实成熟期秋季。

▶**生境分布**　生于河边、平地、荒地、村边、丘陵坡地、疏林中、旷野，或栽培。分布于我国福建、台湾、广东、广西、海南、云南等省（区）；中南半岛及马来西亚、印度、印度尼西亚、澳大利亚等地也有分布。

▶**采收加工**　全年可采收，鲜用或晒干。用时洗净，切碎。

▶**性味功效**　苦、涩，凉。收敛，止血，祛风，止痒。

▶**用量**　外用适量。

▶**验方**　1.湿疹、慢性湿疹：①鲜海南蒲桃叶、鲜马缨丹叶各60 g。共捣烂，用液体石蜡500 ml混合，加入冰片少量调匀，外搽患处，每日数次。②海南蒲桃叶500 g，千里光250 g，苍耳草400 g。水煎浓汤，加入枯矾粉30 g调匀，外洗患处，每日2～3次。

2.稻田皮炎：鲜海南蒲桃叶、鲜乌桕叶各等量。水煎浓汤，外洗患处，每日3次。

浮　萍（紫背浮萍）

▶**来源**　浮萍科植物紫萍 *Spirodela polyrrhiza*（L.）Schleid. 的全草。

▶**形态**　微小浮水草本。植物体扁平，倒卵形或圆形，长4～10 mm，直径4～7 mm，不对称，数个簇生，有不明显的叶脉7条，上面绿色，下面通常紫色，有5～11条须根悬垂于水中，根冠尖。花小，单性，雌雄同株；雌、雄花同生于植物体边缘的裂隙内，藏于一佛焰苞内；佛焰苞2唇形；无花被，内有雄花2朵，雌花1朵；雄花：雄蕊2枚，花药2室；雌花：子房内有2颗胚珠。果实卵形，内有种子1颗。花、果期夏、秋季。

▶**生境分布**　生于水田、池塘、积水中或静水、水沟中，常连成片，遮蔽水面。分布于我国各省（区）；世界温带至热带地区也有分布。

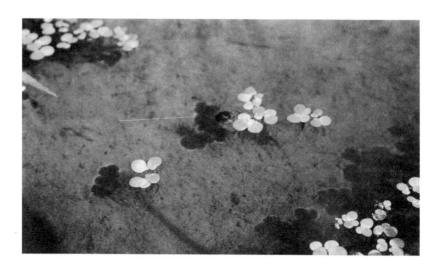

▶**采收加工** 同青萍。

▶**性味功效** 同青萍。

▶**用量** 同青萍。

▶**禁忌** 同青萍。

▶**验方** 同青萍。

透 骨 香（满山香、石灵香）

▶**来源** 杜鹃花科植物滇白珠 *Gaultheria leucocarpa* Bl.var.
crenulata（Kurz）T.Z.Hsu 的嫩枝及叶。

▶**形态** 常绿灌木，高1～3 m。根红黄色。树皮灰黑色。幼枝无
毛。单叶互生；叶片卵状长圆形，长7～12 cm，宽2.5～5 cm，先端尾
尖，尾尖长达2 cm，基部圆形或心形，边缘有锯齿，两面均无毛，下
面密生褐色斑点，揉之有芳香气；叶柄长约5 mm，无毛。花白色或绿
白色；总状花序腋生，有花10～15朵，花序轴有毛；花梗长约1 cm，
无毛；花萼裂片5片，边缘有毛；花冠钟形，长约6 mm，5裂；雄蕊

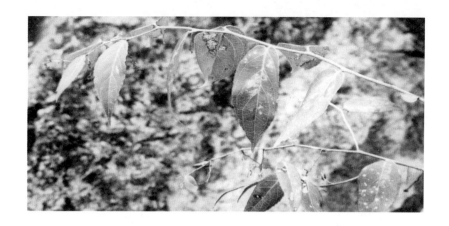

10枚，内藏。蒴果球形，直径约5 mm，花柱宿存，成熟时紫黑色，5裂。种子多数。花、果期7～11月。

▶**生境分布**　生于山地林边、荒山草地、向阳坡地、路边。分布于浙江、江西、安徽、福建、台湾、湖北、湖南、广东、广西、海南、云南、四川、贵州等省（区）。

▶**采收加工**　夏、秋季采收，除去杂质，鲜用或阴干。用时洗净，切碎。

▶**性味功效**　微辛、甘，平。祛风止痒，活血散瘀，消炎，镇痛。

▶**禁忌**　孕妇忌服。

▶**用量**　10～20 g。外用适量。

▶**验方**　皮肤瘙痒：①透骨香500 g。水煎，外洗患处，每日3次。②透骨香、岗松（桃金娘科）、松叶各适量。水煎浓汤，外洗患处，每日3次。③鲜透骨香、鲜千里光（菊科）、鲜扛板归（蓼科）、鲜漆大姑（大戟科毛果算盘子）各100 g。水煎浓汤，外洗患处，每日3次。④透骨香15 g，柠檬桉叶、马缨丹根各30 g，荆芥10 g，细辛3 g。水煎温服。

球花毛麝香（大头陈）

▶来源　玄参科植物球花毛麝香 *Adenosma indianum*（Lour.）Merr. 的全草。

▶形态　一年生直立草本，高20～60 cm。全株干时变黑色。茎密生白色长柔毛。单叶对生；叶片卵形、长圆形或披针形，长2～5 cm，宽1～1.5 cm，先端钝，基部楔形或近圆形，边缘有锯齿，两面均有糙毛，下面有密腺点；叶柄短或近无柄；揉之有香气。花紫蓝色或深蓝色，长约6 mm，无柄，密集成头状或圆柱状的穗状花序，顶生或腋生，花序长7～20 mm，宽7～11 mm；苞片长卵形，在花序基部集成总苞状；花萼5裂；花冠5裂呈唇形，喉部有柔毛；雄蕊4枚。蒴果长卵球形，长约3 mm，有2条纵沟。花、果期9～11月。

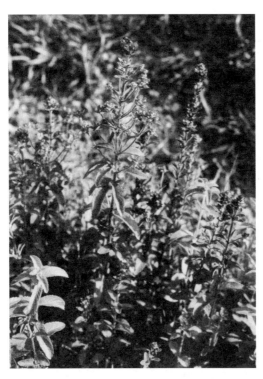

▶生境分布　生于干燥山坡、旷野草地、荒地、脊地、沟边。分布于我国广东、广西、海南、云南等省（区）；南亚及东南亚各地也有分布。

▶采收加工　秋季采收，除去杂质，阴干或鲜用。用时洗净，切碎。

▶**性味功效** 同毛麝香。

▶**用量** 同毛麝香。

▶**验方** 同毛麝香。

黄 柏

▶**来源** 芸香科植物秃叶黄檗 *Phellodendron chinense* Schneid. var. *glabriusculum* Schneid. 的树皮。

▶**形态** 落叶乔木。树皮内面黄色，味甚苦，嚼烂时有黏胶质，可将唾液染成黄色。木材（木质部）淡黄色。嫩枝无毛。单数羽状复叶对生，叶柄、叶轴、小叶柄均无毛或有微毛；小叶7～15片；小叶片长圆状披针形或卵状长圆形，长8～15 cm，宽3.5～6 cm，边缘全缘或有不明显小齿，上面无毛或仅中脉有短毛，下面无毛或沿中脉两侧有疏而少的柔毛，基部两侧略不对称，对光可见多数小油点，揉之有香气。花黄绿色；圆锥状聚伞花序顶生；萼片5片；花瓣5片；雄蕊5枚。核果近球形，直径约1 cm，成熟时蓝黑色。花期5～6月，果期9～11月。

▶**生境分布** 生于山地疏林或密林中，或栽培。分布于陕西、甘肃、浙江、江苏、江西、福建、台湾、湖北、湖南、广东、广西、四川、贵州、云南等省（区）。

▶**采收加工** 选10年生以上黄柏树，于3～6月间采剥，除去外面粗皮，晒干。用时洗净，切丝。

▶**性味功效** 苦，寒。清热燥湿，泻火，解毒。

▶**用量** 3～12 g。外用适量。

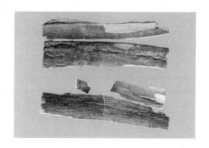

▶**验方** 1.脓疱疮（黄水疮）：①黄柏、大黄各10 g，黄连1 g，煅石膏6 g。共研细粉，香油调匀，外搽患处。②黄柏粉、氧化锌粉（西

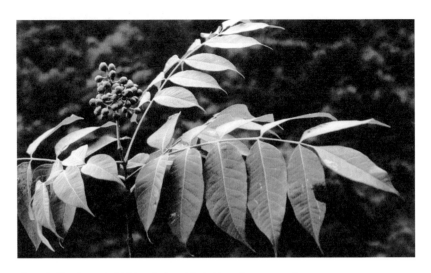

药）各等量。用香油调成膏，涂患处，每日1～2次。

2. 足癣，足趾缝湿烂：①黄柏适量。研细粉，洗净患脚后，将药粉撒于患处。②黄柏、枯矾各等量。研细粉，洗净患脚后，将药粉撒于患处。

3. 小儿脓疱疮、遍身不干：黄柏适量。研细粉，加入枯矾粉少许调匀，撒患处。

4. 慢性皮肤溃疡：黄柏适量。研细粉，先将溃疡面洗净，撒上药粉，用消毒纱布覆盖。

5. 湿疹，脓疱疮：①黄柏60 g。研细粉，麻油调匀搽患处。②黄柏120 g，青黛10 g。共研细粉，凡士林调膏外搽患处。③生黄柏、生苍术各30 g。共研细粉，凡士林调膏外搽患处。

6. 急性湿疹、水疱糜烂：黄柏、五倍子各等量。共研细粉，用香油调匀外敷患处。

7. 阴囊湿疹、渗出糜烂者：黄柏、五倍子各等量。共研细粉，外敷患处。

8. 过敏性皮疹：黄柏60 g，钩藤、豨莶草各15 g，盐肤木根（漆树科）30 g。后3味药先水煎内服，渣再加黄柏，水煎浓汤，外洗患处。

9. 酒齄鼻：黄柏15 g，煅文蛤壳、煅石膏各25 g，轻粉10 g，青黛7 g。共研细粉，加入香油50 ml混合调匀（不宜用金属器装），涂患鼻，晚上睡前涂。

10. 淋病：黄柏、苦参各60 g，金银花、栀子、连翘、黄芩各30 g。水煎服。

11. 梅毒：①黄柏、白花蛇舌草各15 g，黄芩、龙胆草、木通、甘草、紫花地丁各6 g，车前子、泽泻、栀子各10 g。水煎服。便秘加大黄6 g。②黄柏、滑石、栀子各20 g，黄芩、野菊花、茯苓各12 g，金银花、蒲公英、紫花地丁各15 g。水煎服。

黄 荆 叶（五指柑、五指风）

▶来源　马鞭草科植物黄荆 *Vitex negundo* L.的叶。

▶形态　落叶灌木，高1～3 m。嫩枝四棱形，密生灰白色绒毛。嫩枝叶揉烂有香气。叶对生，掌状复叶，有小叶3～5片；小叶片长圆状披针形或披针形，通常边缘全缘，偶尔每边有2～5个粗锯齿，上面近无毛，或疏生柔毛，下面密生灰白色绒毛，中间小叶长4～13 cm，宽1～4 cm，两侧小叶依次递小。花小，淡紫色；聚伞圆锥花序顶生，花序梗密生灰白色绒毛；花萼钟状，5齿裂，外面有灰白色

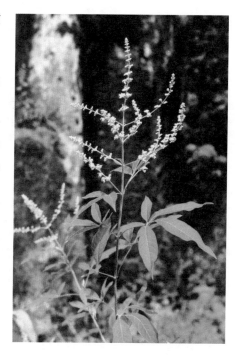

绒毛；花冠5裂呈2唇形，外面有微柔毛；雄蕊4枚，伸出花冠外。核果近球形，直径约2 mm，宿存果萼与核果近等长。花期4～6月，果期7～10月。

▶**生境分布** 生于山坡、路边、灌木丛中。分布于我国陕西、甘肃、河南、山东、江苏、浙江、江西、安徽、福建、台湾、湖北、湖南、广东、广西、海南、四川等省（区）；非洲东部、亚洲东南部及南美洲也有分布。

▶**采收加工** 同牡荆叶。

▶**性味功效** 同牡荆叶。

▶**用量** 同牡荆叶。

▶**验方** 同牡荆叶。

黄毛耳草

▶**来源** 茜草科植物金毛耳草 *Hedyotis chrysotricha* （Palib.）Merr. 的全草。

▶**形态** 多年生卧地草本。茎有棱角，密生金黄色长柔毛，节上生须根，嫩茎近圆柱形。单叶对生；叶片卵形或椭圆形，长1～2 cm，宽6～10 mm，先端尖，基部宽楔形，边缘全缘，侧脉每边2～3条，两面均有金黄色柔毛，叶脉上的毛较密；叶柄短，有金黄色柔毛；托叶基部合生，有金黄色柔毛，上部有长凸尖，边缘有疏齿。花小，白色或淡紫色，近于无花梗；1～3朵丛生于叶腋；萼筒球形，4裂，裂片披针形，比萼筒长；花冠漏斗形，长约6 mm，4裂，裂片近无毛；雄蕊4枚，内藏。蒴果扁球形，直径约2 mm，有疏毛，顶部有宿存的萼裂片。种子多数。花期6～7月，果期8～9月。

▶**生境分布** 生于田埂、路边湿润处，山谷林下、山地灌丛中。分布于江苏、浙江、江西、安徽、福建、台湾、湖北、湖南、广东、广西、海南等省（区）。

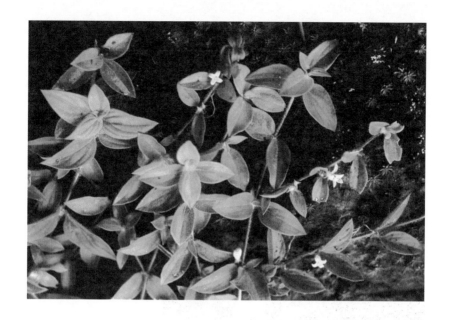

▶**采收加工** 夏、秋季采收，除去杂泥，鲜用或晒干。用时洗净，切碎。

▶**性味功效** 微苦，平。清热除湿，消肿，止痒。

▶**用量** 15～30 g。外用适量。

▶**验方** 1.荨麻疹：①黄毛耳草、白茅根（禾本科）、地菍（野牡丹科）、磨盘草根（锦葵科）各30 g。水煎服。②鲜黄毛耳草、鲜赪桐叶（马鞭草科）、鲜马缨丹叶（马鞭草科）、鲜榕树叶（桑科）各适量。水煎浓汤，外洗患处，每日1～2次。

2.脓疱疮：①鲜黄毛耳草、鲜墨旱莲各适量。水煎浓汤，外洗患处，每日2～3次。②鲜黄毛耳草、鲜大叶桉叶（桃金娘科）、鲜三角泡（无患子科）各适量。水煎浓汤，外洗患处，每日2次。

野 菊 花

▶**来源** 菊科植物野菊 *Dendranthema indicum*（L.）Des Moul. 的头状花序。

▶**形态** 多年生草本，茎有疏柔毛，基部多卧地，上部直立或斜升，多分枝。单叶互生；叶片卵形、长卵形或椭圆状卵形，长3～7 cm，宽2～4 cm，羽状半裂或浅裂，或分裂不明显而边缘有浅锯齿，裂片顶端尖，两面有疏毛，下面毛较密。花黄色；头状花序直径1.5～2.5 cm，在枝顶排列成伞房状；边缘的花舌状，舌片长10～13 mm，顶端全缘或2～3齿裂；中央的花管状，全部黄色；雄蕊5枚，花药连合。瘦果倒卵形，黑色，无毛，顶端无冠毛。花、果期6～11月。

▶**生境分布** 生于山野灌丛中、林边、沟边、村边、田边水湿地、杂草丛中、滨海盐渍地。分布于我国东北、华北、华东、中南、西南各省（区）及陕西、甘肃、宁夏、青

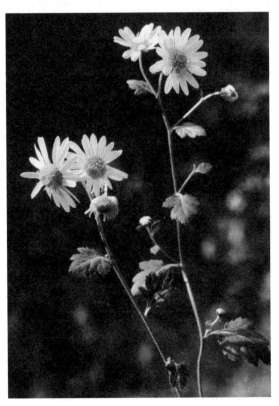

海等省（区）；印度、朝鲜、日本、俄罗斯等地也有分布。

▶**采收加工**　秋、冬季花初开时采收，晒干，或蒸后晒干。用时洗净。

▶**性味功效**　苦、辛，微寒。清热解毒，抗菌消炎。

▶**用量**　10～15 g。外用适量。

▶**验方**　1. 荨麻疹（风疹）：①野菊花60 g，白花蛇舌草15 g。水煎，内服兼外洗患处。腹痛加藤苦参（又名古羊藤，萝藦科马连鞍的根）15 g同煎。②野菊花60 g，羊耳菊（菊科）30 g。水煎，内服兼外洗患处。

2. 漆疮（漆过敏，漆性皮炎，接触性皮炎）：①野菊花、土荆芥（藜科）各100 g，芒硝30 g，白矾15 g。先将前2味药水煎浓汤去渣，然后加入后2味药粉调匀，外洗患处。②野菊花150 g。水煎内服，药渣捣烂敷患处。

3. 湿疹，脓疱疮（黄水疮）：①野菊花（或野菊花全草）适量。水煎2次，滤去渣，将2次滤液混合，慢火浓缩成半凝固状的稠膏，涂搽患处或敷贴患处。②野菊花、枯矾、松香各适量。共研细粉，先用温开水洗患部，然后取药粉加清油调成糊状涂患处，每日涂2～3次。

4. 头癣，湿疹，天疱疮（脓疱疮）：野菊花、苦参根、苦楝根皮各适量。水煎浓汤，外洗患处（头癣者应先剃去头发或剪短头发），每日数次。

蛇　莓（地杨梅、蛇泡草）

▶**来源**　蔷薇科植物蛇莓 *Duchesnea indica*（Andr.）Focke 的全草。

▶**形态**　多年生草本。根茎粗短。茎卧地生长，有柔毛，着地茎节生根。掌状复叶互生，有小叶3片；小叶片倒卵形或卵圆形，长2～3.5 cm，宽1～3 cm，边缘有锯齿，两面均有柔毛，下面毛较密；托叶

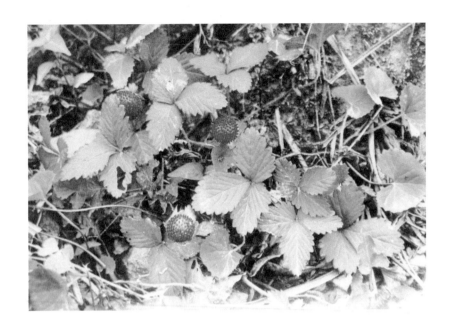

长5～8 mm。花黄色，直径1.5～2.5 cm，单朵生于叶腋；萼片5片，卵形；副萼片5片，倒卵形，比萼片长，顶端通常3～5裂，很少全缘；花瓣5片，倒卵形；雄蕊多数；雌蕊多数；花托半球形，海绵质，在结果期增大，鲜红色，直径10～20 mm。聚合果球形或椭圆形，由许多长约1.5 mm的小瘦果组成，成熟时红色，味微甜可食，基部有宿存的萼片。花期6～8月，果期8～10月。

▶**生境分布** 生于平地、田边、草地、荒野、山坡、沟边、村边较湿润处。分布于我国辽宁、宁夏、河北、河南、江苏、浙江、江西、安徽、福建、台湾、湖北、湖南、广东、广西、海南、云南、四川、贵州等省（区）；印度、印度尼西亚、阿富汗、日本以及欧洲、美洲等地也有分布。

▶**采收加工** 夏、秋季采收，洗净，晒干或鲜用。用时洗净，切碎。

▶**性味功效** 甘、苦，寒；有小毒。清热，凉血，消肿，散结，止痒。

▶**用量**　10～15 g。外用适量。

▶**验方**　1. 湿疹：①蛇莓适量。研粉，用香油调匀，外搽患处，每日数次。②鲜蛇莓、鲜苍耳草、鲜千里光各等量。水煎浓汤，加入枯矾粉30 g调匀，外洗患处，每日数次。

2. 带状疱疹：①鲜蛇莓叶适量。捣烂绞汁，加雄黄粉少量调匀，外搽患处，每日数次。②蛇莓适量。研细粉，用麻油调匀，外搽患处，每日数次。③鲜蛇莓适量，大蒜1个，雄黄3 g。共捣烂，用布包裹，外搽患处，每日数次。

3. 脓疱疮：①蛇莓适量。研细粉，麻油调匀，外搽患处，每日数次。②鲜蛇莓30 g，猪肉60 g。水炖服。另取鲜蛇莓适量。捣烂，外敷患处。

4. 阴痒：鲜蛇莓适量。水煎浓汤，外洗患处，每日3次。

银 杏 叶（白果叶）

▶**来源**　银杏科植物银杏 *Ginkgo biloba* L. 的叶。

▶**形态**　落叶乔木。树皮灰色。枝条分长枝和短枝，短枝上有明显的叶柄痕。叶为单叶，有长柄；叶片扇形，无毛，顶端半月形，宽5～8 cm，为波状缺刻，常为2裂，叶脉叉状并列，在长枝上螺旋状排列散生，在短枝上通常3～5片簇生，秋季落叶前变为黄色。球花单性；雌雄异株；雄花为下垂的穗状花序；雄蕊多数；雌花3～5朵聚生。种子核果状，有下垂的长梗，通常椭圆形，长径2.5～3.5 cm，宽约2 cm，外种皮肉质，成熟时黄色或橙黄色，外面有白粉，搓烂有臭味；中种皮骨质，白色，有2条纵脊；内种皮膜质，淡红褐色；种仁肉质，一端淡棕色，另一端金黄色，横切面可见外层为胶质样，内层呈粉性。花期3～4月，种子成熟期9～10月。

▶**生境分布**　本种为中国特产。喜生于中等湿润肥沃的沙质土上，多为栽培。我国大部分省（区）有栽培；朝鲜、日本及欧洲、美

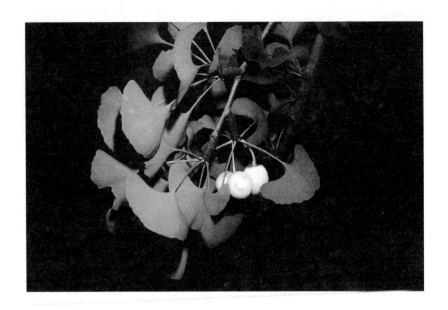

洲等地庭院也有引种栽培。

▶**采收加工**　夏、秋季采收，晒干。用时洗净，切丝。

▶**性味功效**　微苦，平；有小毒；活血止痛，祛风止痒。

▶**用量**　外用适量。

▶**验方**　漆过敏（漆疮）：①银杏叶适量。水煎浓汤，频洗患处。②银杏叶、杉木皮各适量。水煎浓汤，外洗患处。③银杏叶、鸡毛各适量。水煎浓汤，外洗患处。④银杏叶、漆大姑（大戟科毛果算盘子枝叶或根）各等量。水煎浓汤，外洗患处。

银 花 藤（忍冬藤、金银花藤）

▶**来源**　忍冬科植物红腺忍冬 *Lonicera hypoglauca* Miq. 的藤叶。

▶**形态**　多年生常绿藤本。嫩枝圆柱形，密生短柔毛。单叶对生；叶片卵形或卵状长圆形，长6～9 cm，宽2.5～4 cm，边缘全缘，两面均有疏柔毛，下面有橘黄色或橘红色腺点；叶柄短，有柔毛。花初开时白色，后变黄色，长3.5～4 cm，2朵或多朵生于侧生短枝叶腋，或于小枝顶端集全成总状；苞片朵状披针形，与萼筒几等长；小苞片卵圆形，长为萼筒的1/3，边缘有毛；萼筒无毛，5裂，裂片仅边缘有毛；花冠5裂呈唇形，上唇4裂，外面有微伏毛和橘黄色或橘红色腺点；雄蕊5枚，无毛。果实圆球形，直径约8 mm，成熟时黑色。花期4～5月，果期7～11月。

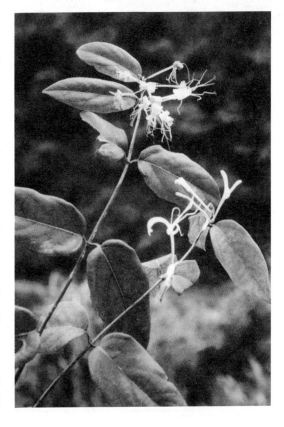

▶**生境分布** 生于山地灌丛中、林边、疏林下。分布于我国浙江、江西、安徽、福建、台湾、湖北、湖南、广东、广西、海南、四川、贵州、云南等省（区）；越南、老挝、缅甸、日本等地也有分布。

▶**采收加工** 夏、秋季采收，除去杂质，鲜用或晒干。用时洗净，切碎。

▶**性味功效** 甘，寒。清热解毒，抑菌，消炎，祛风止痒。

▶**用量** 15～30 g。外用适量。

▶**验方** 1.皮肤瘙痒，脓疱疮：银花藤、千里光（菊科）、扛板归（蓼科）、水杨梅（茜草科）各适量。水煎浓汤，外洗患处，每日3次。

2.过敏性皮炎：①银花藤、野菊花、千里光、白花蛇舌草（茜草科）、鸡眼草（豆科或蝶形花科）各15 g。水煎服。另取银花藤、千里光、扛板归、漆大姑（大戟科毛果算盘子）各60 g（鲜品加倍），水煎浓汤，外洗患处，每日2～3次。②银花藤、三角泡（无患子科）、水杨梅、白背叶（大戟科）、盐肤木各适量。水煎浓汤，内服50 ml，余药液外洗患处，每日2～3次。

3.皮炎：银花藤、鲜大叶桉叶（桃金娘科）、千里光、扛板归、野菊花、金樱果（蔷薇科）各适量。水煎浓汤，外洗患处，每日2～3次。

4.湿疹：①银花藤、千里光、苍耳草（菊科）各适量。水煎浓汤，外洗患处，每日3次。②银花藤、岗松（桃金娘科）、桃树根（蔷薇科）各适量。水煎浓汤，外洗患处，每日2～3次。

5.淋病：银花藤（或金银花）100 g，丹参30 g，连翘20 g，萆薢25 g，石菖蒲、益智仁、乌药、茯苓、甘草各15 g。水煎服，连服10～15日。

6.尖锐湿疣：银花藤（或金银花）、板蓝根、大青叶各30 g，黄柏、金钱草、大黄各15 g。水煎服。药渣再加水煎汤外洗患处。

断 肠 草（胡蔓藤、大茶根、大茶药）

▶来源 马钱科植物钩吻 *Gelsemium elegans* （Gardn.et Champ.）Benth.的根或全草。

▶形态 常绿木质藤本。全株无毛。根圆柱状，略弯曲，表面灰棕色或棕色，有细纵纹，断面木部黄色，具扭绳状细旋纹，当反扭旋时，则成均匀的片状分离，干时闻之气香。茎圆柱状，嫩茎黄绿色，有细点状突起，老茎有厚的栓皮，断面黄色。单叶对生；叶片卵形，长5～11 cm，宽2～6 cm，先端渐尖，基部阔楔形或近圆形，边缘全缘。花黄色；聚伞圆锥花序顶生或腋生；花萼5裂；花冠漏斗状，长1～1.6 cm，内有淡红色斑点，5裂，裂片卵形；雄蕊5枚。蒴果长圆形，

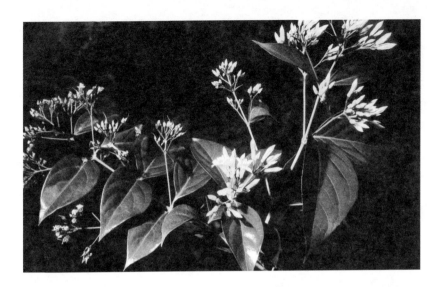

长约1.5 cm，直径6～8 mm，成熟时开裂为2果瓣。种子扁平，表面有刺状突起，边缘有不规则齿裂状膜质翅。花期5～11月，果期7月至次年5月。

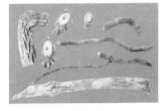

▶**生境分布**　生于向阳山坡草丛或灌丛中、沟边、山谷、路边、林边。分布于我国浙江、江西、福建、台湾、湖南、广东、广西、海南、贵州、云南等省（区）；越南、老挝、泰国、缅甸、印度、马来西亚、印度尼西亚等地也有分布。

▶**采收加工**　全年可采，除去杂质，晒干。本品有剧毒，只作外用，切忌内服。外用时洗净，切碎。据报道，有人将断肠草误作"钩藤"采收内服发生中毒而致人死亡。钩藤茎四方形，单叶对生，有托叶，花序头状球形；而断肠草（钩吻）茎圆柱形，单叶对生，无托叶，花序为聚伞圆锥花序。只要细心辨认，是容易区别的。

▶**性味功效**　苦、辛，温；有剧毒。攻毒拔毒，散瘀止痛，杀虫止痒。

▶**用量** 本品有剧毒，不可内服。外用适量。

▶**验方** 1.顽癣：断肠草根100 g。捣烂，加酸醋适量调匀，用布包裹，外搽患处。

2.湿疹：断肠草全株、马缨丹根各适量。水煎，外洗患处。

密陀僧（没多僧、炉底）

▶**来源** 原矿物为方铅矿 Galena。

▶**性状** 等轴晶系。晶体为立方体。通常为不规则块状，大小不一，或为粒状集合体。表面粗糙，铅灰色，有时单面呈橙黄色而略平滑，条痕灰黑色。金属光泽。硬度2~3。比重7.4~7.6。略溶于水，易溶于硝酸。

▶**产地** 产自于福建、湖北、湖南、广东、广西等省（区）。

▶**采收加工** 取自方铅矿提炼银与铅时沉积于炉底的副产品。或将铅制成的黄丹入铁锅内用烈火熔炼，热度升到400 ℃以上时，用长铁棍在熔铅中旋转数次，部分熔铅黏附于铁棍上，取出浸入冷水中，熔铅冷却后，即成一氧化铅固体，即为密陀僧。

▶**性味功效** 咸、辛，平；有毒。消肿杀虫，收敛防腐。

▶**用量** 外用适量。

▶**禁忌** 体质虚寒者忌内服。

▶**验方** 1.脚趾湿烂：密陀僧30 g，枯矾10 g，熟石膏6 g，轻粉3 g。共研细末，如患部湿则干敷，如患部干则用桐油调匀外搽。

2.头癣（秃疮）：密陀僧适量。研细末，酸醋调匀，敷患处（先将头发剃去或剪短）。

3.阴囊湿疹：密陀僧、硫黄各等量。共研细末，先用花椒适量水煎，外洗患处，再将药粉撒患处，每日3次。

4.汗斑（花斑癣）：①密陀僧、硼砂、铝粉各等量。共研细末，用老生姜蘸药末外搽患处。②密陀僧、硫黄、海螵蛸、葛根粉（豆科

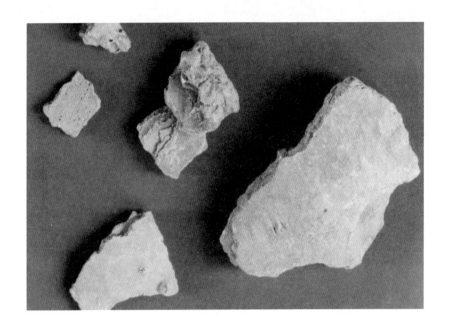

或蝶形花科）各等量。共研细末，用老生姜捣烂取汁，调药末外涂患处。③密陀僧10 g，硫黄6 g。共研细末，用黄瓜蒂蘸药末外搽患处。④密陀僧、海螵蛸各等量。共研细末，用老生姜蘸药末外搽患处。⑤密陀僧、硫黄、浮海石各等量。共研细末，用纱布包好，用煤油浸透药包后外搽患处，每日3次。连续用药至愈。⑥密陀僧10 g，蛇床子15 g，硫黄、雄黄各6 g，轻粉3 g。共研细末，用酸醋调匀，以老生姜蘸药糊外搽患处，搽至发热为度，每晚1次。

　　5.体癣：密陀僧、胆矾、沙姜（姜科）各10 g，雄黄5 g，轻粉3 g，冰片2 g。共研细末，加水银6 g调匀，用老生姜蘸药粉外搽患处，每日数次。

硫　黄（石硫黄）

▶**来源**　原矿物为硫 Sulphur。

▶**性状**　斜方晶系。常见者为致密块状，大小不一。呈黄色、浅黄色或黄绿色。表面不平坦，有麻纹及细砂孔。条痕白色至浅黄色。玻璃光泽，断口呈脂肪光泽。性脆。硬度1.3～2.5。比重2.05～2.08。难溶于水，稍溶于酒精（乙醇）、醚、苯，易溶于二硫化碳。热至119 ℃时溶化成液体，200 ℃时变为暗褐色固体物，270 ℃则燃烧而发生火焰，并放出二氧化硫的臭气，400 ℃时则沸腾重新熔化。体轻，有特异臭气。以色黄、质松脆、块整、无杂质者为佳。

▶**产地**　陕西、山西、河南、山东、江苏、台湾、湖北、湖南、广东、广西、四川等省（区）。

▶**采收加工**　采得后，将杂质去掉，砸成小块。或将硫500 g，豆腐1000 g放锅内，加水煮至硫烊化（熔化），豆腐变黑绿色浮在上面

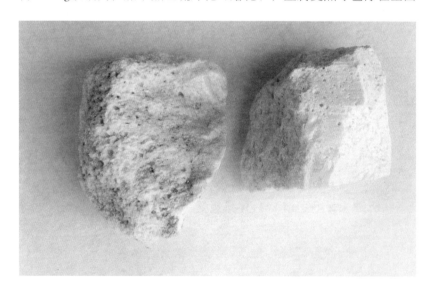

时，分开豆腐，将硫黄取出，阴干研末备用。

▶**性味功效** 酸，热；有毒。壮阳通便，杀虫。

▶**用量** 外用适量。

▶**禁忌** 孕妇及阴虚火旺者忌内服。

▶**验方** 1. 疥疮：①硫黄3 g，凡士林30 g（小儿用量硫黄1.5 g）。将硫黄研细末，与凡士林调匀，外搽患处。连续用药3日后洗澡，更换衣服和被单。②硫黄、石膏各30 g。共研细末，用麻油调匀，外搽患处。

2. 脓疱疮（黄水疮）：硫黄、青黛各6 g，胡椒（胡椒科）5粒。共研细末，用香油调匀，外搽患外。

3. 阴囊湿疹（绣球风）：①硫黄、青黛各15 g。共研细末，用纱布包好，外搽患处。②硫黄、密陀僧各等量。共研细末，先用黄柏适量水煎外洗患处，然后将药粉撒患处，每日3次。

4. 头癣（包括黄癣、白癣）：硫黄、雄黄、氧化锌粉（西药）各10 g。共研细末，用凡士林70 g调成膏，外搽患处，每日1次（厚涂），连续用药7～15日左右，在搽药7～9日后，毛发开始松动，定时进行拔发，拔发越彻底，根治率越高。

5. 体癣：硫黄15 g，枯矾6 g，密陀僧、花椒（芸香科）、大黄（蓼科）各2 g。共研细末，用酸醋调匀，外搽患处。

6. 汗斑（花斑癣）：①硫黄30 g，酸醋60 ml。混合在玻璃瓶浸渍7日可用，用药棉蘸药液外搽患处，使皮肤轻度充血为止，每日3～4次。治疗期间，将每天换出的内衣用沸开水消毒，坚持用药，不要间断，直至痊愈。②硫黄、密陀僧、蛇床子各等量。共研细末，纱布包好，用酸醋浸透后外搽患处，每日3次。③硫黄、雄黄各3 g，冰片2 g，煤油50ml。将前3味药研细末与煤油拌匀，先用肥皂水洗净患处，然后将药外搽患处。连续用药5～7日。④硫黄适量研细末。用煨热的茄瓜（茄科）蘸药末外搽患处，每日数次。

7. 神经性皮炎：硫黄、密陀僧各10 g，雄黄8 g。共研细末，加凡士林72 g调匀成膏，外搽患处数遍，厚涂，然后包扎，每日1次。

雄 黄（黄金石、石黄、鸡冠石）

▶**来源** 为砷化合物类矿物雄黄 Realgar 的石块。

▶**性状** 单斜晶系。晶体柱状，柱面常有垂直细条纹，大多为致密块状集合体或粒状集合体。橘红色，少数为暗红色。条痕为浅橘红色。半透明，晶面具金属光泽，断面呈脂肪光泽。硬度1.5～2.0。比重3.4～3.6。性脆。手触之易被染成橙黄色。受光的作用，久则变为淡橘红色粉末。易溶于硝酸，难溶于水。加热则发生火焰，与硝酸钾混合则发生爆炸。加火烧之，冒白烟有毒，并散发出蒜臭气。

▶**产地** 陕西、甘肃、湖北、湖南、广西、四川、贵州、云南等省（区）。

▶**采收加工** 采得后，除去泥土砂石等杂质，敲碎研细末用，或水飞过备用。雄黄在矿中，质软如泥，见空气即变硬，通常用竹刀剔取其熟透部分，除去泥土及杂质。以块大、熟透、质脆、色红、酥松、有光泽者为佳。

▶**性味功效** 辛、苦，温；有毒。燥湿，杀虫，祛风，止痒，解毒。

▶**用量** 外用适量。

▶**禁忌** 孕妇及阴虚血亏者忌服。

▶**验方** 1.湿疹，带状疱疹：雄黄、白矾各等量。共研细末，用浓茶水调匀外搽患处，每日2～3次。痛甚于痒者，酌减雄黄用量，加入冰片少许；脂水过多者，加生龙骨粉等量为扑撒剂。

2.脓疱疮：①雄黄10 g，白花蛇舌草（茜草科）15 g（研细粉），樟脑3 g。共研细末，用米浆（大米加少许水浸泡后擂成浆）调匀后外搽患处。②雄黄、硫黄各6 g，胡椒5粒。共研末，用香油调匀，外搽患处。

3.足癣：雄黄、硫黄各60 g。共研细末，用香油调匀，外搽患处。

4.头癣：雄黄10 g，猪胆汁1个。雄黄研细末，用猪胆汁调成糊状，外涂擦患处。

5．带状疱疹（缠腰火丹）：①雄黄适量。研细末，用浓茶水调匀，外敷患处。②雄黄、大黄各等量。共研细末，用植物油或烧酒调匀，外敷患处。

6．疥疮：雄黄、花椒各适量。共研细末，用菜油调匀，外搽患处。

7．神经性皮炎：雄黄、硫黄、海螵蛸各10 g。共研细末，加凡士林70 g调匀成膏，外搽患处数遍，厚涂，然后包扎，每日1次。

8．慢性湿疹：①雄黄7 g，熟石膏、枯矾各20 g，冰片1 g。共研细末，加凡士林200 g调匀，外搽患处。②雄黄、枯矾、黄丹、松香各等量。共研细末，用香油调匀，外搽患处。

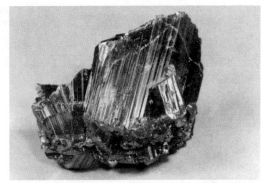

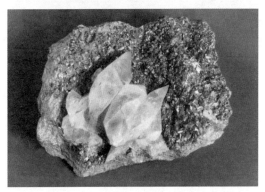

滑　石

▶**来源**　为硅酸盐类矿物滑石 Talc 的块状体。

▶**性状**　单斜晶系。晶体为六方形或菱形板状，常见为粒状或鳞片状的块体。颜色为白色、灰色、淡绿色、粉红色。不透明，光泽脂肪状，解理面显玻璃珍珠光泽。硬度1.0～1.5。比重2.7～2.8。质软而细致，手摸之有滑腻感，用指甲即可刮下白粉。耐热。不溶于水和稀

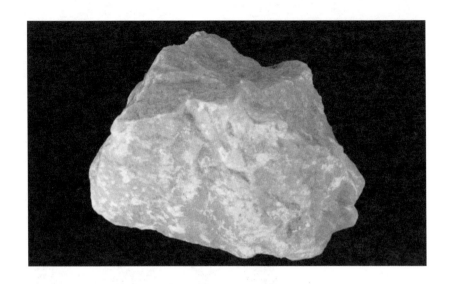

酸。以细腻、整洁、色青白、润滑、无杂石、无杂色者为佳。

▶**产地**　山东、陕西、辽宁、山西、河北、江苏、浙江、江西、福建、广西、广东等省（区）。

▶**采收加工**　采得后，去净泥土、杂石，并用刀刮净，研粉生用，或水飞晒干备用。

▶**性味功效**　甘、淡、寒。清暑解热，渗湿利尿，收湿敛疮。

▶**用量**　10～15 g。外用适量。

▶**验方**　1.痱子：①滑石15 g，绿豆（微炒）120 g。共研细末，外撒患处。②墨鱼骨研细末，加入20%滑石粉和10%薄荷，共调匀，将患处洗净，撒上此药粉。

2.脚趾缝烂：滑石30 g，石膏（煅）15 g，枯矾少许。共研细末，外搽患处。

3.漆疮（漆过敏），天疱疮：滑石、石膏各60 g，青黛、黄柏各30 g。共研细末，用麻油调匀，外敷患处。

4.小儿湿疹，顽癣：滑石200 g，紫草皮（紫草科紫草根皮）60 g，冰片3 g。共研细末，用凡士林调成膏，外搽患处。

5. 阴囊湿疹（绣球风）：滑石、石膏各30 g，青黛、黄柏各15 g。共研细末，用麻油调匀，外搽患处。

6. 天疱疮：滑石、青黛、地肤子各30 g，黄柏、石膏、龟板各15 g，寒水石10 g，甘草6 g。共研细末，用麻油调匀，外搽患处。

7. 淋病：滑石10 g，一点红30 g，萹蓄、栀子、大黄、车前子、木通、瞿麦、甘草各6 g。水煎服。另取苦参、银花藤、黄柏、野菊花各60 g，蛇床子30 g。水煎浓汤，外洗患处，每日2～3次，连用7～10日。

蓝桉叶（桉叶、桉树叶）

▶来源　桃金娘科植物蓝桉 *Eucalyptus globulus* Labill. 的叶及带叶嫩枝。

▶形态　常绿乔木，高7～10 m。树皮灰蓝色，片状剥落，剥落新皮光滑，呈灰绿或浅灰色。嫩枝稍有棱，无毛。单叶互生；叶片披针形，长15～30 cm，宽1～2 cm，镰状，边缘全缘，两面均无毛，灰绿色，两面均有腺点，揉之有香气，侧脉在靠近叶缘1 mm处连结成边脉；叶柄长1.5～3 cm。花大，白色，直径约4 cm，单朵或2～3朵聚生于叶腋，无花梗或有极短花梗；萼管倒圆锥形，长约1 cm，宽约1.3 cm，表面有4条突起棱角和小瘤状突，有白粉；花瓣4片，与4片萼片合生

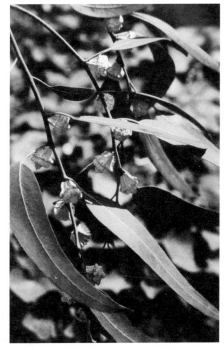

成一帽状体，帽状体稍扁平，中部呈圆锥状突起，比萼管短，有小瘤状突起，外面有蓝白色蜡粉，花开放时帽状体整个脱落；雄蕊多数。蒴果半球形或杯状，直径2～2.5 cm，有4棱和不明显瘤体或沟纹，果缘平而宽，果瓣不突出，与果缘等高。花、果期夏季至冬季。

▶**生境分布** 栽培植物。我国浙江、江西、福建、广东、广西、海南、四川、贵州、云南等省（区）有栽培；原产澳大利亚。

▶**采收加工** 同大叶桉叶。

▶**性味功效** 同大叶桉叶。

▶**用量** 同大叶桉叶。

▶**验方** 同大叶桉叶。

蓟 罂 粟（刺罂粟）

▶**来源** 罂粟科植物蓟罂粟 *Argemone mexicana* L. 的全草。

▶**形态** 粗壮草本，高30～100 cm，折断新鲜的茎、叶有黄色汁液溢出。茎有散生平展的锐刺。单叶互生；基生叶密集，叶片宽倒披针形或椭圆形，长5～20 cm，宽2.5～7.5 cm，边缘羽状深裂，裂片有波状齿，齿端有尖刺，两面均无毛，沿叶脉生锐刺，上面绿色，沿叶脉两侧灰白色，下面灰绿色，茎生叶与基生叶同形，无柄，半抱茎。花黄色或橙黄色，单朵生于枝顶或为少数花的聚伞花序；萼片2片，有角状附属体，散生细刺；花瓣6片，长1.7～3 cm；雄蕊多数，花丝分离；花柱极短，柱头4～6裂，深红色。蒴果长圆形，长2.5～5 cm，宽1.5～3 cm，疏生细刺。种子球形，有网状纹。花期、果期3～10月。

▶**生境分布** 栽培植物或逸为野生。我国台湾、福建、广东、广西、海南、云南等省（区）有栽培或逸为野生；印度洋、大西洋、南太平洋沿岸、热带美洲及尼泊尔等地也有栽培。

▶**采收加工** 夏季采收，晒干。用时洗净，切碎。

▶**性味功效** 苦，凉。消肿利胆，祛风止痒。

▶**用量** 3～10 g。外用适量。

▶**验方** 1.急性湿疹：蓟罂粟、漆大姑（大戟科）、大叶桉叶、千里光各等量。水煎浓汤，外洗患处。

2.皮炎，湿疹：蓟罂粟、毛麝香（玄参科）、五色梅（马鞭草科）、金银花叶、六棱菊（菊科）各等量。水煎浓汤，外洗患处。

3.稻田皮炎：蓟罂粟、豨莶草（菊科）、苦楝皮、余甘子叶（大戟科）、六棱菊各等量。水煎浓汤，外洗患处。

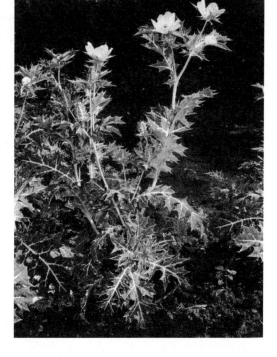

4.阴囊湿疹：蓟罂粟、鬼画符（大戟科）、百部各等量。水煎浓汤，外洗患处。

5.漆树过敏（漆疮）：蓟罂粟、漆大姑、五指柑（马鞭草科黄荆或牡荆的叶）各等量。水煎浓汤，待冷，外洗患处。

槐 树 枝（槐树条、槐枝）

▶**来源** 豆科（或蝶形花科）植物槐 *Sophora japonica* L. 的嫩枝条。此外，叶（槐树叶）、皮（槐树皮）也入药。

▶**形态** 落叶乔木。树皮灰褐色，内皮鲜黄色。嫩枝无毛或有短

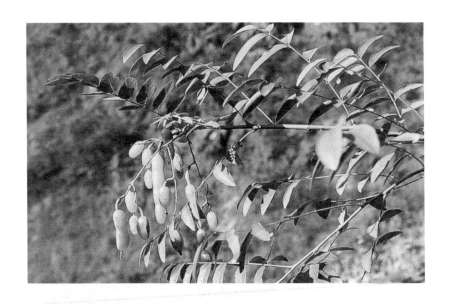

柔毛。单数羽状复叶互生，小叶4～7对，对生或近互生；小叶片卵状披针形或卵状长圆形，长2.5～6 cm，宽1.5～3 cm，下面灰白色，初时有贴生短柔毛，后变无毛；托叶早落；小托叶钻形。花白色或淡黄色，长约1.5 cm；圆锥花序顶生；花萼5齿；花冠蝶形；雄蕊10枚，花丝近分离。荚果串珠状，下垂，长2.5～5 cm或稍长，直径约1 cm，果皮肉质，无毛，成熟时黄绿色，不开裂，内有种子1～6粒。花、果期7～10月。

▶**生境分布** 多为栽培植物，生于砂质地和土层深厚处。我国各省（区）有栽培；越南、朝鲜、日本及美洲、欧洲等地也有栽培。

▶**采收加工** 嫩枝条、叶、树皮，随用随采。用时洗净，切碎。

▶**性味功效** 苦，寒。凉血，清热，祛风，燥湿。

▶**用量** 外用适量。

▶**验方** 1. 阴囊湿疹（绣球风）：槐枝适量。水煎浓汤，外洗患处。

2. 疥癣：①槐树皮适量。水煎浓汤，外洗患处。②槐树叶适量。水煎浓汤，外洗患处。③槐树皮、苦参各适量。水煎浓汤，外洗患处。

3.湿疹，黄水疮：槐树枝烧灰存性，研细粉，麻油调匀，外涂患处。

蜈 蚣 萍（槐叶萍、蜈蚣藻）

▶**来源**　槐叶蘋科植物槐叶萍 *Salvinia nutans*（L.）All. 的全草。

▶**形态**　水生漂浮的蕨类植物。茎横走，有褐色柔毛，无根。叶3片轮生；上面2片漂浮水面，水平排列于茎的两侧，椭圆形或长圆形，长8～15 mm，宽5～8 mm，两端钝圆或基部心形，边缘全缘，上面深绿色，每条小脉上有白色刚毛5～8束，下面密生棕色绒毛；下面1片悬垂水中，状如须根，细裂成丝状，有细毛，基部簇生孢子果。孢子果球形，丛生于沉水叶的基部，大孢子果较小，内有少数大孢子囊，小孢子果较大，内有多数小孢子囊。

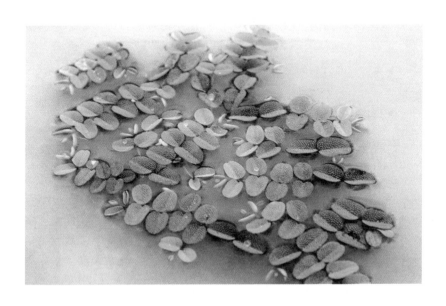

▶**生境分布** 生于水稻田、池沼或缓流或静水的河溪中。分布于我国辽宁、吉林、黑龙江、河北、山西、宁夏、内蒙古、江苏、山东、浙江、江西、安徽、福建、台湾、湖北、河南、湖南、广东、广西、海南、四川、贵州、云南等省（区）；越南、印度、日本及欧洲等地也有分布。

▶**采收加工** 夏、秋季采收，洗净，除去杂质，鲜用或晒干。用时洗净，切碎。

▶**性味功效** 微辛，凉。清热解毒，消肿止痒。

▶**用量** 10～15 g。外用适量。

▶**验方** 1.湿疹：①鲜蜈蚣萍60 g。水煎服；另取鲜蜈蚣萍适量，水煎浓汤，外洗患处。②鲜蜈蚣萍、鲜大叶桉叶各适量。水煎浓汤，外洗患处。

2.丹毒（赤游丹毒）：鲜蜈蚣萍适量，食盐少许。共捣烂，贴大椎穴，症状未减者加贴卤门穴，仍未见效者加贴脐中穴。

满 江 红（红浮萍、红浮藻）

▶**来源** 满江红科植物满江红 *Azolla imbricata*（Roxb.）Nakai 的全草。

▶**形态** 浮水的蕨类植物。根状茎横走，羽状分枝，向水下生出须根。叶形小，无柄，互生，密生枝上，呈2行覆瓦状排列，梨形、斜方形或卵形，通常分裂为上下两裂片，上裂片肉质，绿色，浮于水面，上面有多数乳状突起，秋后常变红色，下面有空腔；下裂片沉浸水中，膜质如鳞片。孢子果有大小两种，成对而生，生于分枝基部的沉水裂片上，大者为小孢子囊果，球形，小者为大孢子囊果，棒形；在小孢子囊果内有小孢子囊，内有多数小孢子；在大孢子囊果内有大孢子囊，内有1个大孢子。

▶**生境分布** 生于水稻田或静水池沼中。分布于我国华东地区、

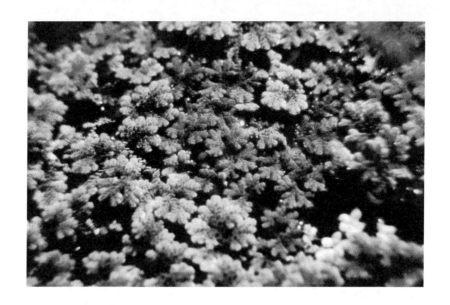

中南地区及台湾、四川、贵州、云南等省（区）；越南、朝鲜、日本等地也有分布。

▶**采收加工** 全年可采，洗净，鲜用或晒干。用时洗净。

▶**性味功效** 辛，寒。清热解毒，祛风止痒，发汗利尿。

▶**用量** 3～10 g。外用适量。表虚自汗者忌用。

▶**验方** 1.丹毒：鲜满江红30 g。水煎，加红糖适量调服。

2.全身瘙痒：满江红、黄芩、生地黄、当归、白芍、川芎各10 g。水煎服。

3.风湿顽癣，红白瘾疹（风疹块）：满江红10 g。水煎服。

算盘子叶

▶**来源** 大戟科植物算盘子 *Glochidion puberum*（L.）Hutch. 的叶及嫩枝叶。

▶**形态**　落叶灌木，高1～2 m。嫩枝密生短柔毛。单叶互生；叶片长圆形、长卵形或卵状长圆形，长3～8 cm，宽1～2.5 cm，边缘全缘，上面仅叶脉有短柔毛或几乎无毛，下面粉绿色，有短柔毛；叶柄长约3 mm；托叶三角形。花小，淡绿色；雌雄同株或异株，通常2～5朵簇生于叶腋；雄花：萼片6片，狭长圆形，长2.5～3.5 mm，内面无毛；花瓣缺；雄蕊3枚，合生成圆柱状；雌花：萼片6片，形状大小与雄花萼片同；花柱3枚，合生成环状。蒴果扁球形，似"南瓜"状，直径8～15 mm，边缘有8～10条纵沟，成熟时红色，顶端有环状宿存花柱。花期4～8月，果期7～11月。

▶**生境分布**　生于土山山坡、沟边灌丛中、村边、路边草地上。分布于我国陕西、甘肃、河南、江苏、浙江、江西、安徽、福建、台湾、湖北、湖南、广东、广西、海南、四川、贵州、云南、西藏等省（区）。

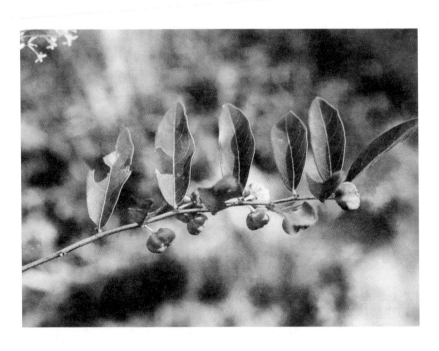

▶**采收加工**　夏、秋季采收，除净杂质，鲜用或晒干。用时洗净，切碎。

▶**性味功效**　微苦、涩，凉。清热利湿，祛风止痒。

▶**用量**　外用适量。

▶**验方**　1.幼儿脓疱疮：算盘子叶（或算盘子根）、倒扣草（苋科土牛膝）各30 g。水煎浓汤，外洗患处，每日2次；另取地耳草、白花蛇舌草、萹蓄各5 g，地桃花根（锦葵科）8 g。用水150 ml，煎至50 ml，每日分3次服。

2.急性湿疹：鲜算盘子叶、鲜大叶桉叶各等量。水煎浓汤，外洗患处，或研细粉撒患处。

漆 大 姑（毛漆公、漆大伯）

▶**来源**　大戟科植物毛果算盘子 *Glochidion eriocarpum* Champ. ex Benth. 的地上部分。

▶**形态**　灌木，通常高1～2 m。嫩枝密生淡黄色扩展长柔毛。单叶互生；叶片卵形、宽卵形或狭卵形，长4～8 cm，宽1.5～3.5 cm，顶端尖，基部钝、截形或圆形，边缘全缘，有毛，两面均有长柔毛，下面的毛较密；叶柄长约2 mm；托叶钻状。花淡黄色，单朵或2～4朵簇生于叶腋；雌、雄花同株；雌花生于小枝上部，雄花生于小枝下部；雄花：萼片6，长约4 mm，外面有毛；无花瓣；雄蕊3枚；雌花：几乎无花梗，萼片6；花柱比子房长3倍。蒴果扁球形，直径约1 cm，有4～5条纵沟，外面密生长柔毛，顶端有圆柱状宿存花柱，稍伸出。花期、果期几乎全年。

▶**生境分布**　生于向阳山坡、山谷、林边、沟边、路边灌丛中、疏林下。分布于我国江苏、福建、台湾、湖南、广东、广西、海南、贵州、云南等省（区）；越南等地也有分布。

▶**采收加工**　夏、秋季采收，鲜用或晒干。用时洗净，切短段。

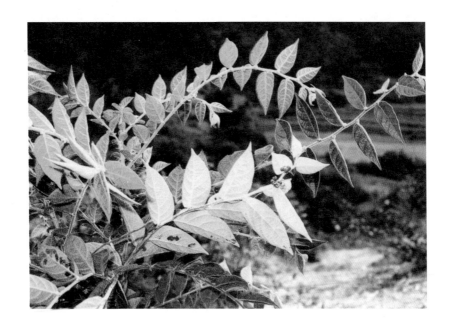

▶**性味功效**　苦、涩，平。凉血解毒，收敛，止痒。

▶**用量**　外用适量。

▶**验方**　1.漆疮（漆过敏、漆性接触性皮炎）：①漆大姑适量。水煎浓汤，待凉，外洗患处，每日2～3次；或鲜漆大姑叶适量，捣烂取汁涂患处。②漆大姑适量，鸡毛适量。水煎浓汤，待凉，外洗患处，每日2～3次。

2.湿疹痒痛：①漆大姑适量。水煎浓汤，外洗患处，每日2次。②漆大姑（或漆大姑根）、毛冬青根皮各适量。共研细粉，香油调敷。

3.湿疹，外阴糜烂：漆大姑、桃金娘根（桃金娘科）、五倍子各适量。水煎浓汤，外洗患处，每日2次。

墨旱莲（旱莲草、黑墨草）

▶**来源**　菊科植物鳢肠 *Eclipta prostrata*（L.）L. 的全草。

▶**形态**　一年生草本。茎平卧地面或斜升，有伏贴糙毛，鲜茎和鲜叶折断后，断面逐渐变黑色，或新鲜茎、叶揉之汁液变黑色，晒干后全草变黑色。单叶对生；叶片长圆状披针形或披针形，长2～5 cm，宽1～2 cm，边缘有锯齿或全缘，两面均密生伏贴糙毛；叶柄极短。花白色；头状花序直径6～8 mm，有长柄，单个生于枝顶或叶腋；边缘的花舌状，雌性；中央的花管状，两性，花冠管5齿裂；雄蕊5枚，花药连合。瘦果扁棱形，长约3 mm，黑色，无毛，顶端无冠毛。花、果期6～10月。

▶**生境分布**　生于潮湿的沟边、河边、田边、路边、草地、田间、屋旁。分布于全国各省（区）；世界热带和亚热带地区也有分布。

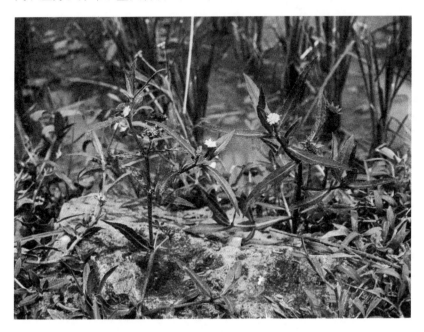

►**采收加工**　夏、秋季采收，晒干。用时洗净，切碎。

►**性味功效**　甘、酸，寒。凉血止血，清热利湿。

►**用量**　15～30 g。外用适量。

►**验方**　1.足癣、沙虫脚：①墨旱莲适量。煲酸醋，外洗患处。②墨旱莲适量。用95%酒精（乙醇）浸泡过药面，浸渍1～3日后用，取药液外搽患处。③墨旱莲、灯笼草（茄科苦蘵）各30 g，飞扬草（大戟科）、土荆芥（藜科）各60 g。水煎浓汤，外洗患处。有感染者加了哥王（瑞香科）、望江南叶（豆科或芸实科）各30 g共煎外洗。

2.稻田皮炎：鲜墨旱莲适量。捣汁，外敷患处。

3.带状疱疹：鲜墨旱莲适量。捣烂，外敷患处，每日换药1～2次。

4.过敏性皮炎：墨旱莲、野菊花、积雪草各15 g，丁癸草（豆科或蝶形花科）6 g，盐肤木寄生20 g。水煎服。另取三角泡（无患子科）、金银花藤各30 g，水杨梅（茜草科）、盐肤木、白背叶各15 g。水煎浓汤，外洗患处，每日1～2次。然后取新鲜飞扬草、小飞扬草（均为大戟科）各60 g，糯米30 g（水浸透）。共捣烂，外搽患处。

5.手癣、足癣：墨旱莲30 g，一枝黄花（菊科）60 g，用白酒浸泡过药面，浸渍7日可用，取药液外涂患处，每日数次。

6.非淋菌性尿道炎：墨旱莲、金钱草、车前草、益母草、黄精、淮山各30 g，灯心草10 g，甘草6 g。水煎服。连服10日为1个疗程。

窿缘桉叶（小叶桉）

►**来源**　桃金娘科植物窿缘桉 *Eucalyptus exserta* F.v. Muell. 的叶及带叶嫩枝。

►**形态**　常绿乔木，高10～15 m。树皮厚，灰褐色，不脱落，粗糙有裂纹或裂沟。嫩枝有钝棱，通常下垂，无毛。单叶互生；叶片狭披针形，长8～15 cm，宽1～1.5 cm，稍弯曲，边缘全缘，两面均无毛，侧脉多而纤细，在靠近叶缘处连结成边脉，两面有微小黑腺点，揉之有香气；叶柄长约1.5 cm。花小，白色；伞形花序腋生，有花3～8朵；花蕾长卵形，长8～10 mm；总梗圆形，长6～12 cm；花梗长3～4 mm；萼管半球形，长约3 mm；花瓣4片，与4片萼片合生成1帽状体，帽状体长锥形，长5～7 mm，花开放时帽状体整个脱落；雄蕊多数。蒴果近球形，长及宽5～7 mm，果缘突出萼管2～2.5 mm，果瓣4片，种子多数。花、果期5～7月。

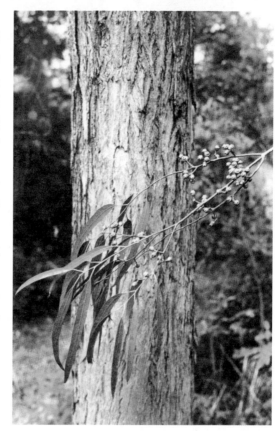

▶**生境分布**　栽培植物。我国广东、广西、海南、湖南、四川、云南等省（区）有栽培。原产于澳大利亚。

▶**采收加工**　同大叶桉叶。

▶**性味功效**　同大叶桉叶。

▶**用量**　同大叶桉叶。

▶**验方**　同大叶桉叶。